体育运动中的软组织松解术

（全彩图解版）

[英] 玛丽·桑德森（Mary Sanderson） 吉姆·奥德尔（Jim Odell） 著

陈洋 高延松 译

人民邮电出版社

北 京

图书在版编目（CIP）数据

　　体育运动中的软组织松解术：全彩图解版 /（英）
玛丽·桑德森（Mary Sanderson），（英）吉姆·奥德尔
（Jim Odell）著；陈洋，高延松译. -- 北京：人民邮
电出版社，2021.1
　　ISBN 978-7-115-52681-6

　　Ⅰ. ①体… Ⅱ. ①玛… ②吉… ③陈… ④高… Ⅲ.
①运动医学－软组织－松解术 Ⅳ. ①R686②R87

　　中国版本图书馆CIP数据核字(2019)第259119号

免责声明

本书内容旨在为大众提供有用的信息。所有材料（包括文本、图形和图像）仅供参考，不能替代医疗诊断、建议、治疗或来自专业人士的意见。所有读者在需要医疗或其他专业协助时，均应向专业的医疗保健机构或医生进行咨询。作者和出版商都已尽可能确保本书技术上的准确性以及合理性，并特别声明，不会承担由于使用本出版物中的材料而遭受的任何损伤所直接或间接产生的与个人或团体相关的一切责任、损失或风险。

内 容 提 要

　　本书介绍了软组织松解术的工作原理、不同类型、作用效果及实施时应综合考虑的因素等基础知识。与此同时，本书以分步骤图解的方式，对头部、颈部、肘部、躯干、髋部、膝部和足部等不同身体部位的运动解剖学基础知识、可能由软组织受损而导致的损伤以及针对性软组织松解技术进行了讲解。不论是初学者，还是希望提升自身水平的按摩治疗师、物理治疗师及康复师等相关从业者，都能从本书中获益。

　◆ 著　　　　[英] 玛丽·桑德森（Mary Sanderson）
　　　　　　　　吉姆·奥德尔（Jim Odell）
　　译　　　　陈　洋　高延松
　　责任编辑　刘　蕊
　　责任印制　周昇亮

　◆ 人民邮电出版社出版发行　　北京市丰台区成寿寺路 11 号
　　邮编　100164　电子邮件　315@ptpress.com.cn
　　网址　https://www.ptpress.com.cn
　　雅迪云印（天津）科技有限公司印刷

　◆ 开本：700×1000　1/16
　　印张：11.5　　　　　　2021 年 1 月第 1 版
　　字数：193 千字　　　　2021 年 1 月天津第 1 次印刷
　　　　　著作权合同登记号　图字：01-2017-3644 号

定价：88.00 元
读者服务热线：**(010)81055296**　印装质量热线：**(010)81055316**
反盗版热线：**(010)81055315**
广告经营许可证：京东市监广登字 20170147 号

目录

简介

随着世界各地的实践者们认识到软组织松解术的益处，软组织松解术正在快速成为一种广受欢迎的按摩技术。本书是受多年的教学和治疗经验启发编写而成的，学生及客户的正面反馈是该书的基石。

已有案例研究显示软组织松解术有助于多种常见慢性疾病（例如肩峰撞击综合征、髂胫束综合征和外上髁炎）的治疗。有经验的从业人员发现，有技巧的软组织松解会减少对关节调整或关节移动的需求，这是因为适当的松解有助于提高关节的运动功能。灵活的关节及加强软组织健康，可以促进患者对康复计划的良好及持续的反应。

本书面向任何想要精准并有效地松解软组织的人士，不管是作为补充技术还是单独的治疗形式。

本书涵盖了以下内容：

- 描述了身体特定部位的正常运动；

- 讨论了由于软组织受限导致的这些身体部位的相关问题；

- 演示了如何使用软组织松解术恢复无痛的正常运动。

软组织在运动受限和疼痛中扮演的角色

软组织包含肌纤维、肌筋膜、肌腱和韧带。每个肌纤维、每个肌纤维带（或称肌纤维束）以及每个肌腹都被包裹在筋膜中，它们分别被称之为肌内膜、肌束膜和肌外膜。肌筋膜会从肌肉中延伸出来以形成肌腱，然后与骨骼的骨膜融合并形成牢固的附着（见图0.1和图0.2）。

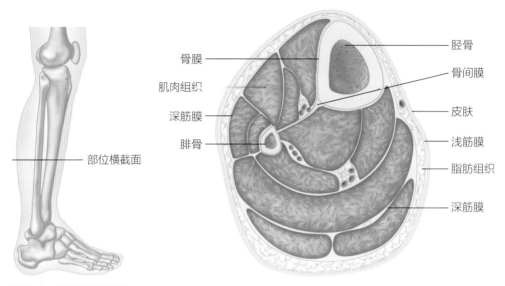

图0.1 骨骼肌横截面

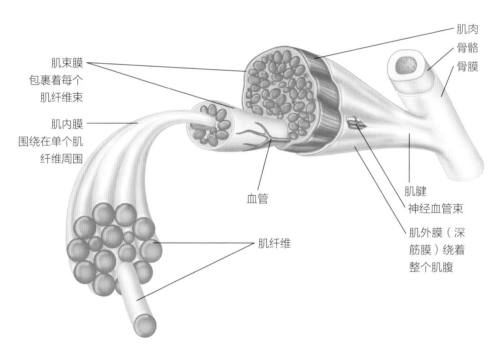

图0.2 肌肉和筋膜分层结构

有经验的体育工作者开始对筋膜包罗万象的本质产生浓厚的兴趣，这个包裹及支撑性组织是慢性伤病发生的地方。随着我们对软组织的认知不断增长，我们明白了试图将特定软组织结构分离出来是不妥的。应当将筋膜理解为包裹了肌肉的不同形态的结缔组织，这点是十分重要的。针对软组织的治疗依然在不断进步，现在已经有许多振奋人心且有趣的研究进展，展示了掌握这些软组织技术能够如何对肌肉骨骼系统的结构和功能产生深远影响。

软组织损伤机制

软组织撕裂后20分钟内，修复过程就由发炎开始了。肌肉损伤可以是"剪切"损伤，也就是说结缔组织架构与肌纤维一起被撕裂；也可以是原位损伤，即只有肌纤维被撕裂。发炎是一个积极的且必要的阶段，此阶段首先会保护正在愈合的伤口不被感染，然后再启动修复程序。在修复期间，首先会发生"黏合"：血凝块和局部细胞会结合在一起，胶原纤维在网状纤维上形成一个纵横的网状结构。但是，这种粘合并不牢固，很容易被再次撕裂。

当炎症消退时，大概两天后（时间取决于撕裂的严重程度），纤维细胞开始活动。迁移的成纤维细胞会产生胶原纤维，它们沿着应力线向下敷设，以黏合和修复伤口。新的毛细血管也会从未受损的血管中形成，这对于将氧气输送到再生组织是必要的。肌内神经再生也会开始。神经肌肉接头是稳定结构，修复的轴突会连接在这种结构上。当胶原蛋白被制造出来后，作为重组过程的一部分，它会被分解，这样可以促进再生组织的成熟及瘢痕组织的收缩和再吸收。在肌肉组织中，肌卫星细胞会被坏死的肌纤维细胞激活，然后增生形成肌管，再发育成肌纤维。要使伤口愈合良好，其必要条件是保证新组织再生和瘢痕组织的形成之间的平衡。

韧带组织撕裂被称为"扭伤"，肌肉组织撕裂被称为"拉伤""挫伤"或"裂伤"。从业人员常根据损伤等级和纤维断裂的数量来划分等级。完全断裂需要手术修复。剪切性肌肉损伤会导致严重出血：肌内血肿就是筋膜内的出血所在之处；肌间血肿是筋膜被撕裂且血液扩散之处。

大多数软组织损伤中，许多类型的纤维会被撕裂，并且在所有的案例中，它们早期的活动性是关键。

固定的效果

初始阶段的固定对肉芽组织的形成是必要的，持续时长取决于损伤等级，但是固定应当被保持在最低程度，这是因为早期的移动性会使瘢痕移动。随着修复过程继续进行，有必要移动纤维，以促使胶原蛋白沿着应力线排列，保持结缔组织纤维润滑，并促进毛细血管再生。

如果接下来没有主动恢复，组织力量和功能将会受损：因为胶原蛋白被随意排列，当其形成交叉链接后，组织的活动性将下降。肌肉组织将有缩短的趋势，肌节变少，自身的结缔组织变厚。缩短的肌肉将降低其经过的关节的活动范围（ROM）。肌腱将萎缩，肌腱的结缔组织和它的保护层将变厚，并且会阻碍滑动。肌腱会减少肌肉收缩时力量的传输，随之而来的是组织发炎。韧带会变松弛，从而损害在运动期间其稳定关节的功能。

结缔组织会伴随着损伤变厚、变硬。这阻碍了肌纤维有效地运动并损害了其正常功能。僵硬的结缔组织同样会影响神经、淋巴和静脉组织的通路，其后果是会影响肌肉组织的神经控制以及身体的免疫和循环功能。浅筋膜和深筋膜都会发生受限和粘连。在深筋膜中，这发生在肌肉内部、肌腱连接处、肌腱鞘内、骨膜处、肌腹之间以及肌肉边界之间。

除了上述变化，多项研究表明：固定同样会引起肌肉质量和力量快速减少，以及软骨和骨骼结构的不良改变，这会影响愈合并埋下隐患。

缩短的肌肉组织降低关节的活动范围

许多活动受限的直接原因是肌肉缩短，主要是由于肌筋膜变厚。肌肉组织血管化程度高，愈合也很快。细胞碎片在发炎阶段会被快速清理掉，肌肉再生会在初始损伤后的3周内完成。正是因为结缔组织中的受限和肌节数量的减少才阻碍了肌肉维持其长度的能力。

因此有必要拉长已经被缩短的肌肉并通过神经肌肉控制来加强健康。但是，对于维持改善及无痛的动作来说，考虑关联肌肉的协调和力量也是至关重要的。软组织的问题会导致关节运动的变化，关节运动的变化会导致软组织受伤；人们并不是总能确定哪种情况先发生。

强化抑制性肌肉

在固定期间，肌肉会由于活动减少而变得虚弱。有些肌肉在此期间会发生明显退化，例如股四头肌，其退化的速度比其他肌肉都快。想要重新获得原来的力量及运动控制，就需要进阶性训练。

过度使用性损伤是指在一段时间内逐渐发生疼痛及形成错误运动模式，因此需要更加谨慎地进行抑制性肌肉的强化。有针对性的运动处方是获得完全功能的必要条件。目前有很多指导方法，例如普拉提（Pilates）与费登奎斯（Feldenkrais）疗法，它们强调在正确的动作及控制下强化肌肉。强化过程需要循序渐进。

在进行力量强化项目之前和当中松解充血肌肉，对于使软组织回到受伤前状态且使其功能最大化至关重要。事实上，如果相关的紧绷组织被松解了的话，抑制性肌肉也可以更好地参与。举个例子，如果背部肌肉层紧绷，筋膜组织粘连，对"核心"腹部肌肉进行精细化训练就会变得很难。如此一来，本体感觉会受损，因此也就不太可能正确地进行所需的锻炼。只有在一种情况下不能在强化前松解软组织，那就是当关联保护肌群出现痉挛这样的急性伤病时。在这种情况下，推荐在松解和强化肌肉前进行休息及渐进的活动性练习。

跟腱炎大多是由薄弱的且长期发炎的结构引起的。在起始阶段休息，并进行冰敷和适当的强化动作是修复的先决条件。然而，在没有松解软组织的情况下是不可能恢复完整的功能的。松解充血的组织是有必要的，同时要确保通过治疗肌肉以及肌腱发源的筋膜，释放腱鞘，从而最大化强化功效。组织充血、肌肉平衡、力量和活动范围对全身范围产生的影响是治疗过程中不可避免的需要考虑的内容。

过度使用损伤（重复性拉伤）

软组织撕裂的程度可能非常微小，因此很难被注意到，但是相同的组织再生和重塑反应机制仍会发生。因此，从损伤到完全修复的过程仍有可能发生：微创会愈合，但瘢痕并不会被完全吸收，再生组织因此会稍微薄弱并缺少移动性，这也会影响肌肉整体功能和它的协同肌与拮抗肌。

小片区域功能上的细微改变将在一段时间后影响更大的区域。肌肉边界粘连、缩短的肌肉群、被抑制的肌肉群、脱水的僵硬筋膜，所有的这些因素都会增加损伤的发生概率。

体育锻炼、灵活性及拉伸对于健康至关重要，并且为了让肌肉可以得到修复和强化，有必要让肌纤维产生一点微创伤：这就是训练效果。平衡训练和恢复能确保肌肉组织再生、毛细管增加以及针对特定运动和活动的神经肌肉通路构建。然而，体育的重复性训练性质意味着因过度使用而产生疼痛。无论是跑步、游泳和骑行距离的累积还是在健身房进行力量训练，又或者是持续不断地用网球拍击打网球，重复性意味着软组织的撕裂会不可避免地发生，并且逐渐从难以被注意到，发展为更严重的疼痛。运动员通常意识不到他们并没有完全发挥出身体的潜力，这是因为有些局部组织在一个月之前甚至是一年之前就已经在发生变化了。可能只是跨步的距离变小了，抑或是脚步着地时没那么有效了，也可能是脊柱变得缺乏灵活性了。这些因素不仅损害身体功能，而且也会增加运动员受伤的风险系数。

另外，那些看似是由体育运动引起的受伤，事实上大部分是由于日常活动造成的。由重复性的日常活动引起的僵硬，有可能是激烈体育活动中造成伤病的真正根源。有很多职业的从业者，例如办公室白领和司机，需要执行静态但是依然属于重复性动作的活动。长时间坐在计算机前会导致头部和肩部前伸，尤其是控制鼠标的那一侧身体。执行动态活动的从业者，例如建筑工，也有他们自己的问题，例如搬运重物、重复性弯腰和上下梯子。这些工作任务会因为不平衡的姿势而使身体变得糟糕，例如在搬运不均匀的重物时。这时代偿就会发生，最终引起某关节周围肌群的不平衡。日常生活中常见的不良姿势，例如瘫坐在椅子上、扭脖子看电视或站立时喜欢重心偏向一侧腿等，也是需要关注的因素。

所有因过度使用而造成损伤的案例，都表明了一个人受伤的初始原因是复杂且多样的。在治疗时，医生一定要明确组织机能退化的原因，并提供拉伸和力量强化的建议，而不是仅仅只解决病人的症状。这通常意味着和训练师或教练紧密合作，并考虑职业中经常出现的姿势。预防过度使用损伤应注意的事项见表0.1。

表0.1　预防过度使用损伤的注意事项

设备	活动	休息	生物力学	过去的影响
• 检查运动中所使用的设备，例如网球拍的重量、杆臂和握把 • 设置调整。例如自行车的设置 • 鞋类 • 路面：球场、马路、跑道和地形 • 保护性衣物 • 办公室和家用设备：椅子、屏幕和鼠标的位置 • 汽车的座位 • 睡眠用品：床、枕头	• 特定体育热身 • 正确训练：运动中的体能和技术层面 • 体能：疲劳会影响恢复能力以及正确使用技巧的能力 • 检查日常活动，如正确抬重物、弯腰、站立和坐	• 合理的放松运动 • 每次训练日程中的恢复 • 从工作及日常活动中的重复性动作或静止姿态中恢复 • 营养状况良好	• 特定肌肉之间的相对力量 • 特定活动的柔韧性 • 姿态 • 核心力量	• 之前的损伤 • 先天性损伤，例如脊柱侧弯和双腿的腿长差异 • 年龄

影响身体各个部位的情况

软组织评估可通过关节的触诊和分析动作模式来完成，若使用软组织松解术，这些可同时完成。预期的活动范围的特定减小，说明该肌肉群受限了。然而，当出现了特定"情况"时，很容易就能猜到具体是哪块肌肉出了问题，或者是由哪种动作造成的。举个例子，两个人都出现了肩胛骨的错误动作，但是理疗师发现软组织的情形很不一样。重要的是，我们不应该被问题的表象所迷惑，而是要根据触诊的结果来进行治疗。应当重新考虑检查活动范围并评估软组织的质感，因为每个人的具体情况是不一样的。关于软组织性质的总结，详见表0.2。

"感觉"并不是精准的科学，医生只有通过年复一年的经验积累以及病人的反馈才能熟练地诊断软组织。良好的倾听以及沟通技巧对于判断感觉和不适感级别十分重要。在触诊身体组织时，非常重要的一点是理解导致这些常见软组织失常的原理或伤病。软组织中的特定情况极少单独发生，其表现千差万别。下列常见的机能失调背景知识可用于培养触诊技巧的指导。

表0.2 组织性质的总结

	健康的组织性质	不健康的组织性质
肌肉	灵活、柔韧、易形变	密集，不能施加深度压力，抬起困难，被抑制时/闲置时感觉松弛
浅筋膜	能产生弓形波，可向不同方向移动	感觉粘黏，很难在覆盖的组织上移动
肌筋膜	很容易定位肌肉边界，容易感觉到肌肉轮廓	定位肌肉边界很难，密集，"变厚"
肌腱	容易抓住，坚硬	厚，多筋，红肿
韧带	强韧	松弛且薄

发炎是身体对组织创伤的初始反应，会出现下列单个或者多个症状：发红、肿胀、疼痛以及动作范围减少。对发炎区域直接施加压力会造成进一步的组织损伤。任何组织发生创伤后，初始治疗可采用休息、冷敷、压迫、（肢体）抬高（RICE）法。通常，远离发炎部位的治疗方法可以维持良好的血液循环，但如果直接移动受伤部位的话则会造成伤害。通常情况下，一些慢性疾病，例如肱骨外上髁炎或冈上肌肌腱炎，通常伴随着局部发炎。避免在身体组织出现急性反应时直接治疗，但是软组织松解术可以在靠近发炎区域进行，并且对软组织恢复有积极的影响，而不会影响到发炎区域。

瘢痕组织是在修复过程中形成的。尽管瘢痕刚开始可以黏合伤口，但是仍比它修复的组织要脆弱，这是因为瘢痕组织缺乏伸展性、强度和灵活性，而且感觉较硬且密集。彻底的康复训练可以使瘢痕完全恢复并促进撕裂的组织重新生长。大量的纤维撕裂会带来较严重的出血，这会导致成纤维细胞活性增高，最终形成更多的瘢痕组织。压力和运动是实现完全康复的基本要素。

粘连组织是两个本应该分离的结构却粘连在了一起。这会发生在任何两个滑动的表面之间，例如肌肉群（腓肠肌和比目鱼肌）之间、纤维束之间、肌腱和肌腱鞘之间、肌肉和肌腱之间（股外侧肌与髂胫束），以及囊状褶皱内。由于断裂和纤维的滑动受损以及胶原纤维的润滑作用下降，胶原基质中会铺设额外的十字桥，同时结缔组织也会加厚并具有黏性。锁定粘连在表面内的组织，并且延伸它们，有助于将其分离开来。

高张力肌肉组织是肌肉张力过高。绷紧的肌肉会增加张力并减少其放松时的长度。肌肉不发生缩短时张力也可以升高，这种情况被称为锁定延伸。

肌肉抑制是指肌肉力量的下降。可能是由于生物力学的改变或肌肉受伤后萎缩，肌纤维不能在发挥其全部潜能的情况下运作。软组织松解术可以对抗绷紧的肌肉，这有助于抑制肌的特定强化。

筋膜室综合征指的是腱鞘（筋膜室）内的某块肌肉或肌肉群发生肿胀，并造成筋膜室内的压力上升。这种压力会压迫神经和血管结构。急性筋膜室综合征通常是由于遭受直接的重击而造成的，需要送医治疗。因过度使用而导致的慢性筋膜室综合征，最容易发生在筋膜囊密集的地方，例如小腿的前筋膜室，熟练使用软组织松解术可缓解这一症状。患病区域会很僵硬且敏感。

软组织松解和反向神经张力

反向神经张力，指的是任何神经系统的伤病，转而影响其他区域组织功能的情况。这可能包含神经脉冲、血液供给、肌肉力量及张力的改变。神经系统在下列部位中经常受伤。

- 软组织和/或骨隧道，例如腕管中的正中神经，或者踝管中的胫神经。

- 神经系统固定的地方，例如腓骨头的腓骨神经。

- 神经系统分叉的地方，例如在第三和第四脚趾间，侧神经和正中神经束交汇形成足底趾总神经的位置。

- 在神经系统靠近不能移动的结构的地方，例如当臂神经丛经过第一肋骨时。

- 张力点，例如在第六胸椎处。

软组织松解术需要谨慎使用。熟练使用将能够缓解神经上的肌肉压迫，例如在梨状肌综合征中，太多压力会使症状复发，对伤口愈合不利。既然软组织松解术固定只是短暂的，因此熟练使用该技术不会产生有害影响。

术后软组织松解术

手术和强化固定后，不良的组织变化会更加严重。医生的手术刀割破了组织，割破的组织需要愈合，后续的强化固定意味着组织会变厚并且还会粘连在一起，瘢痕会变大。肌肉缩短和萎缩会伴随着筋膜组织变厚和脱水而出现。

运动和压力是良性修复的基本要素

运动是受损组织再生的根本，也是使僵硬的粘连的组织放松的基本方法。释放肌肉受限同样也需要人工按压。对于物理理疗师来说，手法按压和运动相结合是一种强有力的工具。对于重塑力量、规范动作及协调性而言，在软组织松解及肌肉力量加强时加入功能性成分，是一个更快产生效果的方法。

软组织松解术的角色

软组织松解术是动态且有参与性的，它能促进常见软组织功能障碍的快速缓解，例如张力过高、瘢痕组织粘连或损害。软组织松解术可让许多慢性疼痛得到快速且持久的缓解，并且可以完美地配合其他物理治疗技术的使用，例如脊椎按摩疗法、整骨疗法和生理疗法。轻微软组织松解术可用于次急性阶段的愈合，可和早期灵活性治疗法配合使用，但是其主要作用是解决慢性组织变化的问题。

（1）软组织松解术广泛应用于体坛，任何水平的体育人员都可从中获益。

- 维持

首先，常规性治疗有助于维持体形，加快训练后恢复的速度，减少受伤风险。治疗可以发现组织功能失常的早期症状并进行治疗，因此保证了出现"问题"的身体部位不会被忽略。保持肌肉和支撑组织的柔韧性和健康，这有助于它们承受高强度的训练并降低因过度使用而造成的伤病风险。

- 受伤处理

其次，受伤时，软组织松解术是一个可配合康复训练使用的有效工具。问题部位可迅速被确认并施加针对性的治疗。因为软组织松解术需要移动受伤部位，所以涉及了神经系统并促进受伤组织的恢复。

- 多功能性

最后，这是一个用途极广的技术，这点在体育赛事中优势明显。体育赛事中有许多不同的变量，例如时间控制（运动员即将要开始比赛的时候）和所使用的设施。软组织松解术具有适应性并可以隔着衣物进行，必要时可在功能性姿势中进行。

（2）软组织松解术也是一种可以减少日常活动所造成的疼痛的有效软组织技术。

- 体力劳动

体力劳动同体育活动一样都会造成损伤。经常进行软组织松解术可帮助识别组织压力出现的早期迹象。并且在考虑病人的职业和其独特姿势及运动模式时，软组织松解术依然十分有效。

- 静态姿势

软组织松解术是一种在由于静态姿势而引发身体疼痛的情况下，带来运动的极佳方式，例如在开车时。这是一种教授人们舒展身体及鼓励自我治疗的理想技术。

- 预防

雇主们愈加明白预防伤病的重要性，这样才能减少伤病所带来的旷工问题，并提高员工忠诚度。有些公司甚至在办公室内开设了按摩服务。因软组织松解术可快速进行、不需要按摩油、对他人的干扰较少，因此是一项理想的技术。

如何进行软组织松解："固定－延长－松解"

想要有效地实施软组织松解术，具备全面的解剖学知识和良好的触诊技巧至关重要；而理解动作、可接受的动作变化，以及表示产生了疼痛和功能障碍的动作模式改变也同样重要。

事实上，实施软组织松解术是通过触摸和移动来提高触诊技术和获得解剖学知识的理想途径。在治疗时感觉肌纤维的移动有助于锁定肌肉的连接处和各自的边界，并且可以更加容易地了解具体的构造和特定的软组织状况。

技术

软组织松解术的实施过程为固定组织，并在纤维重新排列延长后维持组织的固定状态：固定－延长－松解。固定的方式有多种，这取决于需要松解的部位以及区域。延长，又称拉伸，同样也有多种方式。

固定

进行固定的方式将决定软组织松解的有效性。取决于组织的状况，有许多不同的治疗方式。固定可用于延长被缩短的肌纤维，还可用于分离肌肉群或肌腹之间的粘连。瘢痕组织可被直接固定。通过使用结缔组织按摩（CTM）固定术，可以孤立肌腱并且针对结缔组织基质。

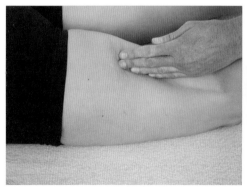 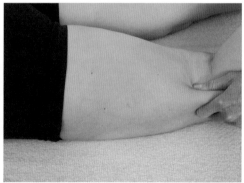

根据需要，使用的固定术要考虑下列几个因素。

- **表面区域**：首次固定组织时，接触面积要大。

- **压力总量**：不要太早施加太多压力。如果组织有抵抗感或紧拉感，需减少压力。

- **压力方向**：要考虑组织的触感。如果肌腱纤维被聚成一团并感觉十分黏腻，此时固定范围要更大一些。如果肌肉短，可以考虑远离被移动的关节进行延长锁定，以促进肌肉伸展。

- **结缔组织按摩固定术**：这是专为解决结缔组织问题而设计的技术（见图0.3）。肌筋膜极其丰富的区域，例如胫骨前肌、冈下肌、胸腰筋膜和足底筋膜，能从此技术中获得裨益。任何肌腱都可利用结缔组织按摩固定术进行治疗。如果专门用结缔组织按摩固定术来解决组织损伤的问题，任何结缔组织感觉变厚或粘连的地方都将得到更为快速和更加持久的缓解。

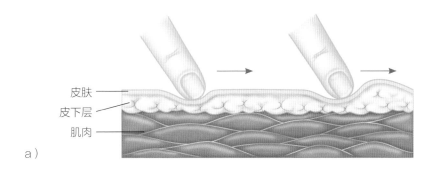

皮肤
皮下层
肌肉
a）

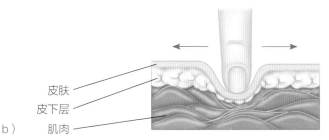

皮肤
皮下层
b）　肌肉

图0.3　结缔组织按摩固定术（CTM）。a）浅筋膜；b）肌筋膜移动进入筋膜层

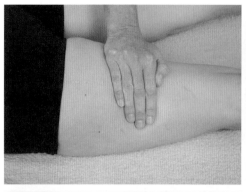

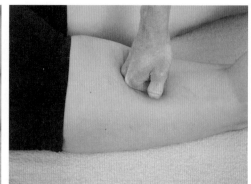

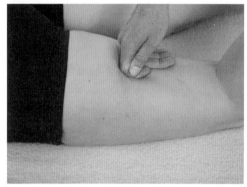

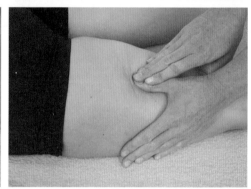

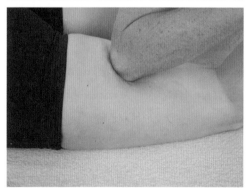

手和前臂是医生的工具，为使它们的效率达到最大，医生必须明智地根据生物力学来利用这些工具。很明显，医生还需意识到需要降低个人受伤的风险。刚开始，对需要软化并预热的组织部位，其固定的表面积要大，这样压力会更多应用于表层且覆盖面积广。例子有：整只手、半握拳、手掌跟处、宽广的尺骨表面及松握拳。要想固定更加深且位置更准，可使用手指、大拇指或者指关节和手肘（鹰嘴处）。保护双手以防止受伤很重要。确保采用了正确的工作姿态，并且使用调节到合适高度的治疗床。使用自身体重来给组织施加压力，并且尽可能多地去加固锁定：例如，当你在使用大拇指施压时，用另一只手的手指来固定。有些市面上的按摩仪器也是有帮助的，但是需谨慎使用，因为它们不会像手和前臂一样提供身体组织的反馈。

拉伸

拉伸活动可以通过理疗师被动进行，或者由病人主动进行。范围可以小——这样会针对特定点进行释放；或者也可以在全运动范围内进行。在肌肉密集且缩短的区域，可能有必要在固定和拉伸之前先行缩短肌肉。

当肌肉可执行的动作不止一个时，可能会产生组合动作。举个例子，当以俯卧姿势治疗腘绳肌时，肌腱嵌入点将从膝盖伸展和旋转中获益。在开始任何主动拉伸之前，检查动作范围至关重要。当肌肉穿过不止一个关节时，要考虑选择哪个关节开始治疗。以腘绳肌为例，当以俯卧姿势治疗时，弯曲髋部和伸展膝盖是较为合适的做法。建议一次只进行一个动作以防止组织受伤。

拉伸通常情况下要缓慢进行，这样在达到所需长度之后，才能感受到组织的反应和松解。此时固定也要释放。软组织松解术可以非常容易地与肌肉能量技术（METs）（例如主动孤立拉伸和"保持–放松"技术相结合）。

不同类型的软组织松解术

被动软组织松解术指由医生固定组织并控制四肢以产生伸展运动，通常以热身的形式完成。被动软组织松解术对修复的早期阶段大有裨益，这种情况下固定需轻柔，拉伸需在无痛动作范围内进行，才不会破坏娇弱的肉芽组织。当病人很难自主移动时，例如中风后肌肉出现痉挛或者出现了严重的肌肉萎缩，这种技术也很有帮助。

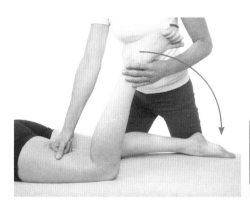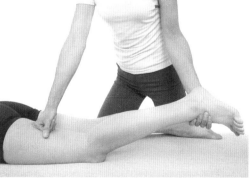

　　主动软组织松解术指由理疗师固定组织并引导病人进行正确运动以延长肌纤维。对于医生来说，这样可以省很多力气，同时也允许病人自主活动。如果任何部位出现特别紧张的情况，病人可以在感觉到痛感时控制释放：病人只需要移动到感觉舒适的距离就可以了。

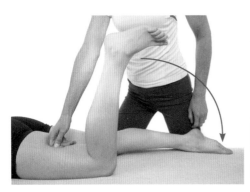 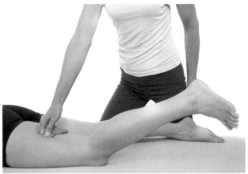

　　在病人并未意识到他们使用的动作模式是错误的且有害时，该方法可以帮助病人意识到这些不良动作，并因此提升功能性认知。主动让病人参与治疗过程可提高病人从肌梭、牵张感受器到筋膜本体感受器的本体感觉。神经系统在任何康复过程中都是必不可少的一部分，在活动时通过手动施加压力，软组织松解术也结合了这一点。

　　承重式软组织松解术当病人正处于一个功能性的姿势时，例如站立，医生会固定相关组织，然后要求病人移动到拉伸姿势，或者是病人手持一些物体（比如球）并模仿投掷动作。这种方法被证明对微调特定的运动模式大有用处，并且是康复过程中极富价值的一部分。运动员在活动周期中出现疼痛的位置相当有特定性，而这项技巧在提供互动的同时还能及时带来反馈。

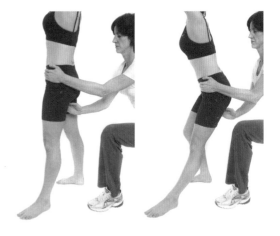

　　抵抗式软组织松解术是指由医生固定组织同时又抵抗了病人的主动拉伸。这是主动软组织松解术的一种变式，通过限制病人的动作，此技术有益于控制身体

的节点运动。此技术也使得正在被治疗的组织通过交互抑制（RI）而得到放松。当组织因严重粘连而难以达到预期松解深度时，这项技术十分有用。

要考虑的因素

当利用软组织松解术来最大限度地加强软组织时，需要考虑的因素很多。这些因素因人而异，且取决于具体情况。例如说，你是在某个赛事中治疗一位状态正佳、完全热身后的运动员？还是在治疗一个刚刚取下石膏，肌肉和支撑性结缔组织都有一段时间没有活动了的病人？需要考虑的因素包含如下。

- 治疗速度：尽管软组织松解术是一项动态技术，但很重要的一点就是也不能进行得过快。要花时间去感受组织以及组织是如何回应的。缓慢固定以防止组织被压迫并减少组织创伤。

- 治疗层次：永远从表层组织开始治疗。

- 动作方向：固定时，通常与活动的关节保持同一个角度，以便延长肌纤维。与筋膜相比，肌筋膜治疗师根据筋膜的方向，沿着筋膜所在的平面移动；在应用CTM固定术时需考虑此因素。

- 呼吸模式：顺应病人的呼吸，并在必要时给予引导。当施加较深的固定术时，在病人呼气时增加按压以帮助其保持放松。有时随着目标深度所需的压力的增大，需要2~3次呼气后才能完成动作。

- 动作选择：在进行主动软组织松解术之前，引导病人被动完成一次拉伸可以确保动作能够正确完成。鼓励病人在一个舒适的范围内活动，并在必要时通过引导主动拉伸来再次巩固。如果目标肌肉作用于不止一个关节，或需要完成多个动作，要考虑关节动作的选择。

- 触诊工具：利用软组织松解术的动态性以协助触诊。感受肌纤维的方向和深度以及肌腱如何移动。

- 总结：不要仅考虑正在治疗的组织。如果没有得到任何回应，不要纠结。没有相同的两个"网球肘"：要考虑到前臂的伸肌总腱和伸肌群，但是也要考虑包括肱三头肌、肩袖复合体及颈部的肌肉。

- **定时**：相对于运动训练及竞赛、工作和日常活动，要把握好进行治疗的时间。例如，避免在竞赛之前进行肌肉松解，要考虑到特定的松解可能会影响运动员的成绩。软组织松解术会影响当前或长期的运动表现，举个例子，病人可能在治疗后会感觉累甚至是"筋疲力尽"。

- **不正常反应**：治疗一个长期健康状况不好的病人时，病人身体可能会发生自主反应。这可能会以感觉恶心、体温变化和疲劳的形式出现。若出现上述任何一种情况，需暂停治疗，让病人休息，以使病人的神经系统缓和下来。

头部和颈部

第 **1** 章

尽管有许多肌肉位于颈部和头部，本书的范围仅限于以下软组织结构：它们容易变紧，使动作受限，或在动作失调时引起不适，并能够通过软组织松解术加以治疗。这些软组织结构包含了与颞下颌关节及颈椎关节相关的肌肉和其他软组织。

头部

颞下颌关节

颞下颌关节是下颌骨和颞骨之间的关节（见图1.1和图1.2）。髁突和颞骨之间有一个纤维性、马鞍状半月板，它附着在后侧软组织上，使髁突可以向前移动。

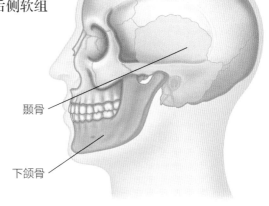

颞骨

下颌骨

图1.1 颞下颌关节和头骨

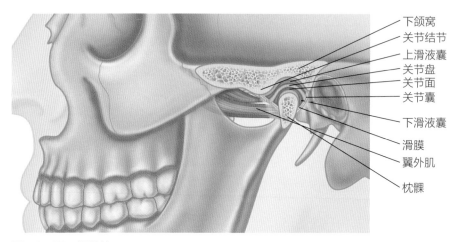

下颌窝
关节结节
上滑液囊
关节盘
关节面
关节囊
下滑液囊
滑膜
翼外肌
枕髁

图1.2　颞下颌关节

颞下颌关节的运动

嘴巴张开时在关节处会发生两个主要动作：第一个是围绕穿过髁突头的轴旋转，第二个是颞骨和半月板都在关节结节下面向前移动。咀嚼需要更复杂的下颌骨运动，包括下降前伸、外侧偏移、上提后移和内侧偏移，最后回到开始位置（见图1.3）。

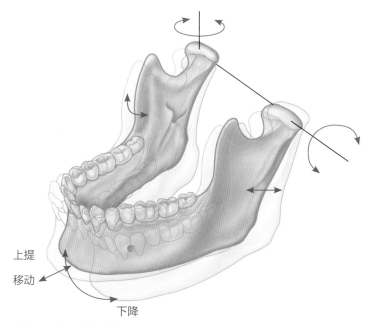

上提
移动
下降

图1.3　颞下颌关节动作

颞下颌关节肌肉

颞下颌关节肌肉及其运动参见图1.4和表1.1。表1.2介绍了颞下颌关节运动中受限肌肉所产生的影响。

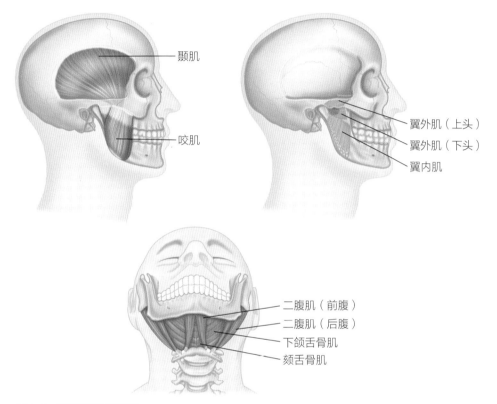

图1.4 颞下颌关节肌肉

表1.1 颞下颌关节肌肉的运动

肌肉	下颌骨运动				
	下降	侧方偏移	上提	前伸	后移
咬肌		身体同侧			
颞肌		身体同侧			
翼外肌		身体对侧			
翼内肌		身体对侧			
下颌舌骨肌					
二腹肌					
颏舌骨肌					

重要性	发挥主要作用	发挥次要作用	可能发挥作用

表1.2　颞下颌关节运动中肌肉活动受限的影响

肌肉	绷紧的影响
咬肌	限制下颌下降，下颌骨侧向偏移对咬合力学影响。压迫关节盘和组织
颞肌	和咬肌类似，但是影响更大。下颌静态收缩伴随着下颌骨前伸减少，导致头痛和身体疼痛
翼外肌	下颌骨半错位以及关节盘和下颌骨之间机能失调性运动，导致下巴产生咔嗒声，也有可能会造成锁定。伴随头痛
翼内肌	关节盘压迫，并且如果是单边发生的话，会增加下颚的对侧偏移，影响咀嚼机能
舌肌，下颌舌骨肌，二腹肌，颏舌骨肌	这些肌肉扮演着口腔内盆底的角色，若出现单边或者失衡的紧绷感，可影响颌骨的对侧移动并影响咀嚼机能

颈部

在本书中，颈部被定义为颈椎（见图1.5），涉及骨关节运动学动作的肌肉——从头部相对于身体的位置观察，还涉及在关节处允许大幅度动作发生的关节运动学。

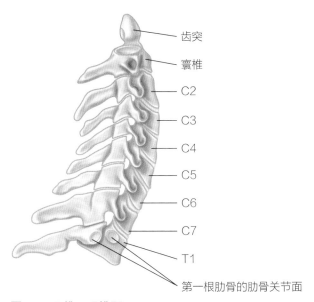

齿突

寰椎

C2

C3

C4

C5

C6

C7

T1

第一根肋骨的肋骨关节面

图1.5　颈椎和颈椎面

头骨（枕骨）和第一根颈椎之间的结合是寰枕关节（见图1.6）；下一个关节，位于第一和第二颈椎之间，是寰枢关节（见图1.7）。这两个关节都没有关节盘。但是，其他颈椎都是通过椎间盘和关节面连接起来的。除了这些主要的关节之外，C3到C7段颈椎同样也有被称为卢施卡（Luschka）的关节和钩状突起。目前我们还不清楚这些关节参与颈部运动的方式。但正是这些多样化的关节产生了颈部大部分的运动。

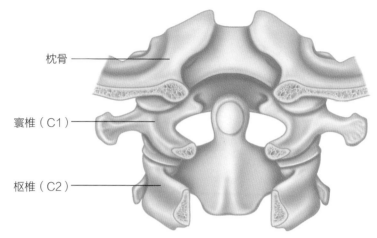

枕骨

寰椎（C1）

枢椎（C2）

图1.6　寰枕关节

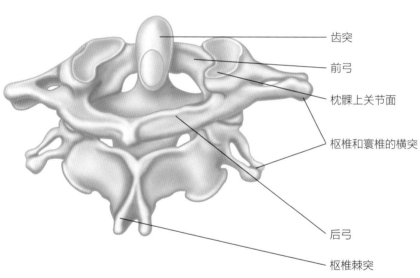

齿突

前弓

枕髁上关节面

枢椎和寰椎的横突

后弓

枢椎棘突

图1.7　寰枢关节

颈部总体的运动（骨骼动力学）

寰枕关节结构提供了大量的屈曲和伸展动作，例如点头；而寰枢关节提供了将近50%的旋转动作。其余的颈部动作来自各节下级颈椎关节，并形成了完整的颈部动作范围（见图1.8）。

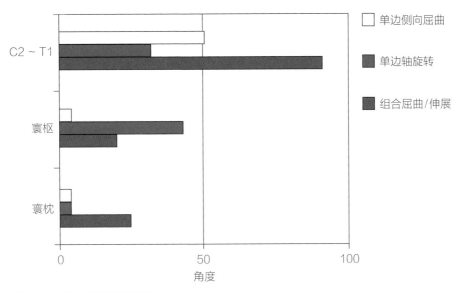

图1.8 颈椎分段动作范围

颈部关节动力学动作——耦合动作

颈椎的结构意味着一个平面的运动不可能在没有另一个平面的协作下发生。当我们向下移动各级颈椎时，这种耦合动作随之变化。在寰枕关节中，当身体做出头部屈曲的动作时，寰枕关节处的枕髁会向下向后。寰枢关节似乎没有固定的耦合动作，但却负责下颈部移动之前的35~45度的头部旋转动作。

从C2到C7（T1）颈椎段，任何侧向（身体一侧）屈曲都伴随着对侧旋转（通过测量棘突运动得出）。现在人们普遍相信关节面和卢施卡（Luschka）关节是产生耦合动作的主要因素。尽管此动作的本质依然不明确，一些研究人员同样认为伸展或屈曲动作伴随着侧向和旋转动作的发生。在颈椎下部节段中，屈曲通常伴随着前移及前旋。C2到C7颈椎段的耦合动作见图1.9。

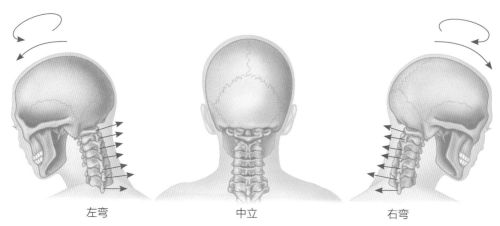

左弯　　　　　　　　　中立　　　　　　　　　右弯

图1.9 C2到 C7颈椎段耦合动作

颈部肌肉

图1.10和表1.3介绍了颈部肌肉及其运动。表1.4介绍了颈部肌肉活动受限对颈部动作的影响。

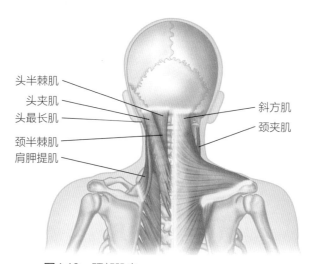

头半棘肌

头夹肌

头最长肌

颈半棘肌

肩胛提肌

斜方肌

颈夹肌

图1.10 颈部肌肉

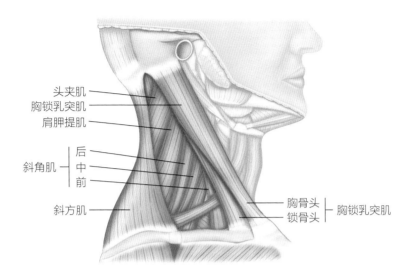

头夹肌

胸锁乳突肌

肩胛提肌

斜角肌 { 后 中 前

斜方肌

胸骨头 } 胸锁乳突肌
锁骨头

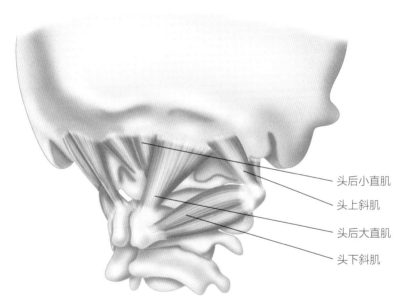

头后小直肌

头上斜肌

头后大直肌

头下斜肌

图1.10 颈部肌肉（续）

表1.3　颈部肌肉运动

肌肉	颈部运动			
	伸展	屈曲	旋转	侧屈
枕骨下肌肉： • 头后小直肌 • 头后大直肌 • 头上斜肌 • 头下斜肌	H+CS		H+CS Ipsi	
头半棘肌	H+CS			H+CS
头夹肌（影响头部和颈椎）	H+CS		H+CS Ipsi	H+CS
颈夹肌				
头最长肌	H			H+CS
肩胛提肌（当肩胛骨固定时）	CS		CS Ipsi	CS
斜方肌（当肩胛骨固定时）			H Contra	H
胸锁乳突肌		双边	H Contra	H Ipsi
斜角肌		CS	H Contra	CS

关键	主要作用	次要作用	可能作用	H	CS	Contra	Ipsi
				影响头部	影响颈椎	身体对侧	身体同侧

表1.4　肌肉活动受限对颈部动作的影响

肌肉	受限影响
枕骨下肌肉： • 头后小直肌 • 头后大直肌 • 头上斜肌 • 头下斜肌	对这些肌肉中出现的紧绷情况的研究有限，尽管在头后小直肌中发现了硬脑膜的连接，这和头痛有着直接联系。有可能是该肌肉紧张影响了头部的位置，增加了上部颈椎的伸展
头半棘肌	头部和颈椎屈曲减少，压迫枕大神经
头夹肌 颈夹肌	头部和颈椎屈曲减少，关于这些肌肉的研究很少
头最长肌	从冠状面观察时，头部在脖子上的侧向屈曲会增加，颈椎的后侧旋转也会增加
肩胛提肌	肩胛骨内侧和颈部会出现疼痛。同侧颈部屈曲增加，同时/或肩胛骨升高
斜方肌	头部和颈椎屈曲以及头部同侧旋转减少。头部疼痛被认为与上部肌纤维扳机点伸展有关联
胸锁乳突肌	斜颈，包括痉挛性的和先天性的。出现头部前伸姿态。上级颈椎的屈曲增加
斜角肌	臂神经丛被压迫，手臂和手的感觉发生改变。颈椎的旋转会降低，侧向屈曲增加

头部和颈部肌肉活动受限对体育运动及日常生活的影响

骑自行车

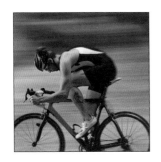

公路自行车需要头部和颈部长时间伸展。这会导致胸锁乳突肌出现紧绷,并最终影响头部和颈部的伸展肌,导致出现上背部疼痛和头痛等问题。这不仅会影响自行车比赛的表现,当头部和颈部不能自如地旋转向后看时,危险因素还会增加。

射箭

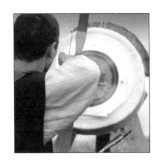

射箭需要头部旋转并保持在接近完全旋转的位置。在大多数情况下,这些动作都伴随着主动侧向屈曲以便眼睛进行瞄准。这个姿势需要所有的颈部肌肉收缩并在一侧缩短。射击手臂抬高同样会缩短对侧的斜方肌和肩胛提肌。斜角肌上的臂丛神经被压迫导致的潜在的问题包括头痛、上肢疼痛、感觉异常、肢体麻木、肌肉虚弱、疲劳,以及肿胀和变色。

驾驶

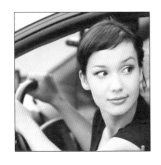

当许多人在开车发现不能自如地扭头看向肩膀后侧时,才第一次意识到颈部肌肉的活动已经受限了。任何头部和颈部的肌肉出现紧绷都会引起这种情况,尤其是上斜方肌、斜角肌以及胸锁乳突肌。但是,在整个颈椎发生的耦合动作会受很多小的肌肉的影响。另外,由于几乎50%的旋转发生在寰枢关节上,任何连接到该位置的肌肉出现了活动受限问题,也会导致头部旋转能力显著下降。

头部和颈部软组织松解

记录病人的头部和颈部姿势，检查其主动动作范围：屈曲/伸展、旋转和侧弯。

在对颈部肌肉进行软组织松解时，要非常清楚神经、血管和腺体结构。对特别敏感的前三角区域，固定时要仔细，可能的话可指出肌肉边界。当对前斜角肌和中斜角肌进行松解时，如果肌肉过于密集，那么臂丛神经可能会遭受压迫，要避免施压过多，小心谨慎进行以减少神经刺激。如果在抓住胸锁乳突肌时感觉到颈动脉的脉搏，马上放手，然后重新锁定固定区域。通常情况下建议在颈部区域主动进行软组织松解术，这能确保病人是在一个功能动作范围之内活动。如果肌纤维较大或者动作范围减少显著，则使用抵抗式软组织松解术相对有益。

仰卧胸锁乳突肌软组织松解

（1）病人头部处于中立位，轻抓任何一侧的胸锁乳突肌，一次只针对身体一侧的胸锁乳突肌进行软组织松解。让病人缓慢伸展头部。在另一侧重复上述动作。如果很难固定胸锁乳突肌，让病人稍抬头部并抓住收缩的肌肉，之后再将头部放回在按摩床；让病人伸展头部。

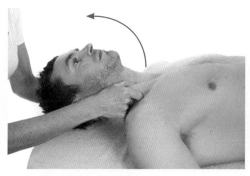 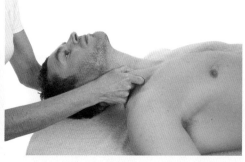

（2）让病人的头部向一侧屈曲，轻抓同侧缩短了的胸锁乳突肌。让病人的头部向另一侧屈曲以便拉伸。

（3）头部中立位，轻抓胸锁乳突肌，让病人向同侧旋转以便实施拉伸。进行固定，先从乳突处的附着点开始，再到肌腹，之后分别固定胸骨处和锁骨处的肌肉起始点。

- 在头部没有承重、颈部没有超过舒服的活动范围的情况下进行主动的软组织松解术会比较容易。

- 利用结缔组织按摩固定术抓起胸锁乳突肌的边界，尝试在开始拉伸之前在相反的方向移动每一侧的肌肉。

- 如果胸锁乳突肌被覆盖住了或者很难抓住，可尝试在身体一侧分别抓住内侧及外侧部分，而不是抓住整块肌肉。

仰卧前、中、后斜角肌软组织松解

（1）用一只手支撑病人的头部，轻柔地对前斜角肌进行按摩。当病人吸气时，在靠近锁骨的地方固定，就在胸锁乳突肌侧边缘下方。病人呼气时，缓慢将其颈部向另一侧屈曲。侧面固定中斜角肌。

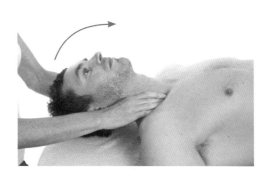

（2）当病人吸气时，用一只手支撑病人的头部并侧向屈曲其颈部，以缩短肌肉。用两根手指放在其后斜角肌下方，即中斜角肌和肩胛提肌之间，呼气时向侧向屈曲。

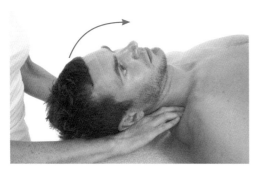 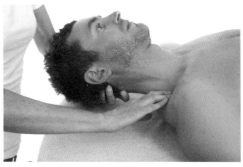

- 中、前斜角肌活动受限可导致臂神经丛产生压迫感，因为神经丛在这两块肌肉之间经过。软组织松解术是缓解这些肌肉紧张的较为理想的方式，且不会使神经感到不适。

仰卧斜方肌软组织松解

（1）利用指骨或拇指辅助手指在靠近
C7段颈椎固定斜方肌。让病人向
着对面侧弯头部，在肌腹中靠近
肩峰的位置再次进行固定。让病
人向对侧屈曲。

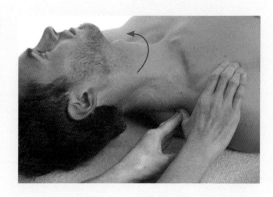

（2）利用手指或拇指在靠近C7段颈椎处固定，让病人缓慢侧弯头部。在对侧支撑
头部的同时，每次进行一侧会比较容易。在远离颈韧带的位置施加固定；每
次都要让病人侧弯头部。

（3）在枕骨连接处使用结缔组织按摩术，让病人侧弯头部。

坐姿斜方肌软组织松解

（1）在结缔组织按摩术中，双手抓住上斜方肌
的前侧纤维，并分别弯曲一侧手指使其深
入肌肉下方。让病人交替进行侧向屈曲和
头部旋转；向远离固定的方向侧弯并向同
侧旋转以进行拉伸。

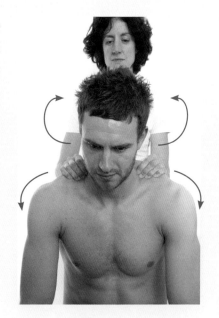

（2）坐在治疗床的一侧，手指在斜方肌
　　前侧纤维下面弯曲，让病人在同侧
　　旋转头部，或向对侧侧弯头部。

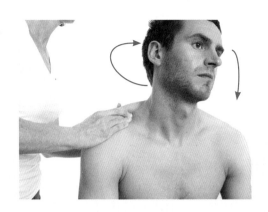

（3）用手肘和指关节在靠近C7段颈椎处固定，让
　　病人向前弯曲颈部，或向对侧侧弯头部。在
　　靠近肩峰处固定肌腹深处。

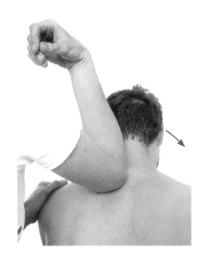

（4）在肩胛冈处利用结缔组织按摩固定术进行固
　　定，让病人侧弯颈部（见第63页关于肩胛骨
　　动作的松解术）。

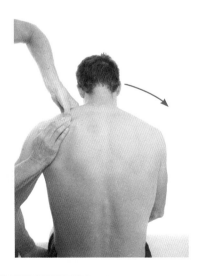

坐姿肩胛提肌软组织松解

确保斜方肌上侧纤维已经预热。拇指用力，将斜方肌肌纤维向着肩胛骨上角处的肌腱起始点固定。如果斜方肌前侧纤维的弹性足够，用手指从下方抓住这些肌肉，推向肩胛骨上角的前表面。让病人向对侧侧弯颈部。如果想进一步拉伸，让病人在已经侧向屈曲的位置继续屈曲。

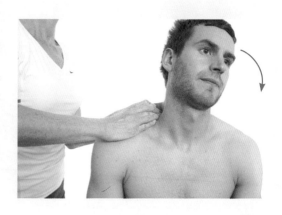

仰卧肩胛提肌软组织松解

用一只手支撑病人头部的一侧，两个手指叠加用力，在C4颈椎的斜方肌下方弯曲，让病人轻柔地将颈部侧弯至手上。再次进行固定，向高处继续拉伸。

仰卧头夹肌和颈夹肌软组织松解

（1）往深处固定头夹肌。头夹肌沿着斜方肌倾斜生长，在胸锁乳突肌和斜方肌中很容易就能摸到。让病人向对侧旋转头部，或者让病人收起下巴。在靠近乳突处用结缔组织按摩固定术固定。

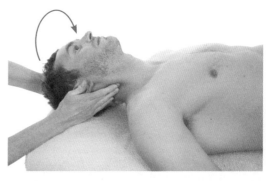

（2）其他手指辅助拇指发力在靠近C7关节深处固定头夹肌。让病人向对侧旋转头部。

- 头夹肌位于头部深处。

坐姿头夹肌和颈夹肌软组织松解

（1）用鹰嘴或者指关节在靠近C7颈椎的斜方肌深处进行固定，让病人向前弯曲头部或者向对侧旋转头部。在远离颈韧带下半部分及上三节胸椎的位置上固定。

（2）用手指抓住颈部区域任意一侧的斜方肌，然后手指在肌肉外边缘弯曲以便锁定夹肌。让病人屈曲颈部。手指用力，每次针对一侧，让病人侧向屈曲颈部。

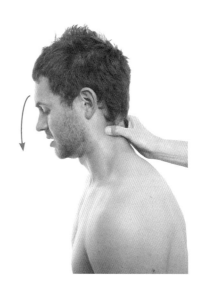

侧卧头夹肌和颈夹肌软组织松解

（1）用食指帮助中指在靠近C7颈椎段处固定，让病人向前弯曲头部。通过轻轻地将头部埋向枕头，病人也可以尝试将头部向另一侧旋转以进行抵抗式软组织松解。在颈韧带下半部分施加固定，并远离上三节胸椎。

（2）手指轻柔固定夹肌，对应斜方肌和胸锁乳突肌之间的区域，让病人将下巴收紧。

（3）利用结缔组织按摩固定术，针对乳突处的肌肉附着点，让病人将下巴收紧。

侧卧竖脊肌软组织松解（颈棘肌、头最长肌、颈最长肌、颈髂肋肌）

在斜方肌和夹肌深处，靠近棘突的位置用手指进行固定，让病人向前弯曲颈部。病人还可以尝试通过将头部埋向枕头来侧向屈曲头部。

- 从T7段向上延伸至C2段这一区域都可以实施固定。

仰卧横突棘肌软组织松解（颈半棘肌和头半棘肌以及多裂肌）

坐在或站在治疗床一头。用中指帮助食指发力，以便向椎板沟深处施加压力，让病人将下巴收紧，在横突和棘突之间的颈部区域进行固定。

- 在利用软组织松解术对此区域
  进行松解之前，确保表层的颈
  部肌肉——斜方肌、夹肌和竖
  脊肌已经放松完毕。

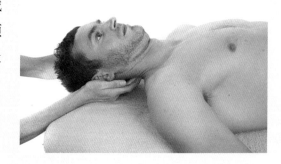

仰卧枕骨下肌肉软组织松解（头后大直肌、头后小直肌、头上斜肌和头下斜肌）

双手轻托头部，在枕骨下弯曲手指。缓慢在深处固定住斜方肌、头夹肌和头半棘肌。让病人缓慢将下巴收紧。缓慢在C1处固定，向远处拉抻；在C2处固定，向远处拉抻。每次都要引导病人将下巴收紧。

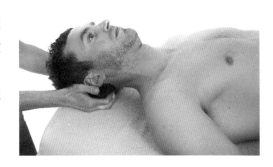

● 如果两侧同时进行感觉头太沉了，可以用一只手支撑着头部，手放在治疗床上，一次进行一侧。

仰卧颞下颌关节肌肉软组织松解

在软组织松解热身的同时对两侧进行触诊是十分有效的，这能够让医生很好地对比两侧的组织结构和下颌的活动。如果想针对口腔内，那么一次只进行一侧的治疗。

（1）手指锁住颞肌。让病人张开嘴（使颌骨下移）。利用结缔组织按摩固定术找到肌腱在喙突上的起始点，让病人张开嘴。

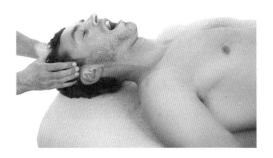

（2）用一只手指帮助另一只来固定咬肌的表层肌腹，让病人张开嘴。深肌腹可从口腔内触碰到。用两只手的食指从两边锁定肌肉，一只在口腔内，另一只在口腔外。让病人张开嘴。

（3）翼状肌可从口腔内侧和外侧触碰到。在口腔内进行的话可以有效缓解。用每只手的食指从两边锁定翼外肌。仔细固定，以便让两只手指重合，让病人缓慢把嘴巴闭合，注意不要咬到医生的手指！以同样的方式找到翼内肌，让病人张开嘴。

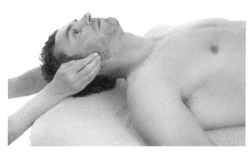
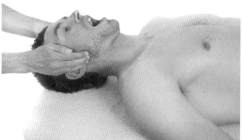
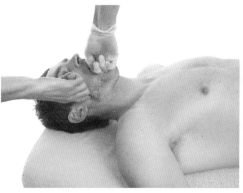

肩胛带复合体

第2章

　　当评估肩时，一定要涉及整个肩胛带复合体（见图2.1），而不是简单地只强调"肩部"或者盂肱关节。肩胛带包含胸锁关节、肩锁关节、盂肱关节、肩胛胸壁关节、相关肌肉、韧带和其他软组织。肩部的构造使其有很大的活动范围，同时也给肌肉提供了一个稳定的附着点。得益于这样的结构，我们既能以100英里/时（约160千米/时）的速度掷板球、把200千克的物体举过头顶，也能完成像投飞镖或拉小提琴这样的精细动作。

　　肩胛带任何软组织部位上的动作受限都会最终导致运动异常，以及带来潜在的身体疼痛，最严重的情况甚至可以导致残疾，轻微的情况会影响运动表现。尽管关节囊和韧带是肩胛带运动受限的一种原因，但是本章的关注点是肌肉和肌腱软组织受限的情况。肩胛带运动大约涉及16块独立的肌肉，而盂肱关节是身体的所有关节中动作范围最大的一个关节。

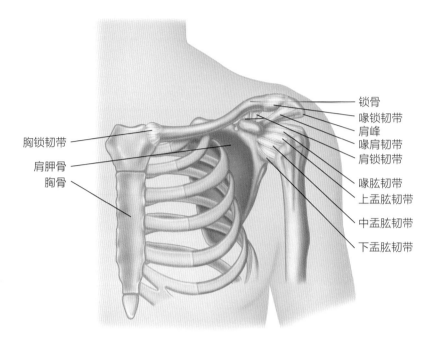

锁骨
喙锁韧带
肩峰
喙肩韧带
肩锁韧带
喙肱韧带
上盂肱韧带
中盂肱韧带
下盂肱韧带

胸锁韧带
肩胛骨
胸骨

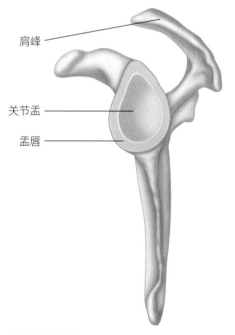

肩峰
关节盂
盂唇

图2.1　肩胛带复合体

肩胛带复合体运动

有许多和肩胛带复合体相关的整体运动（骨运动学）。正常情况下，这些运动是通过手臂相对于躯干的位置来观测或者测量的，且代表了盂肱关节的活动范围。然而，这些运动的基础是关节表面的关节运动学和肩胛骨及锁骨的整体运动。这些独立的动作是肌肉的复杂激活模式的结果，这些动作结合在一起组成了完整的运动模式，从而赋予肩胛带稳定性和灵活性。

接下来的章节检查基本的整体动作和相关关节的骨运动学，以及涉及的肌肉和临床上用于确认潜在问题的重要动作模式。

基本的可观测性动作

表2.1~表2.3和图2.2~图2.5展示了盂肱关节和肩胛骨等部位的基本的可观测性动作。

表2.1　盂肱关节动作

屈曲	肱骨外旋
伸展	肱骨内旋
侧屈曲（外展）	内收

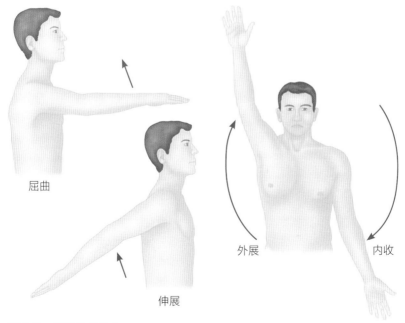

图2.2　盂肱关节动作

表2.2　肩胛骨的动作

前伸（外展）	上提	上旋
后缩（内收）	下沉	下旋

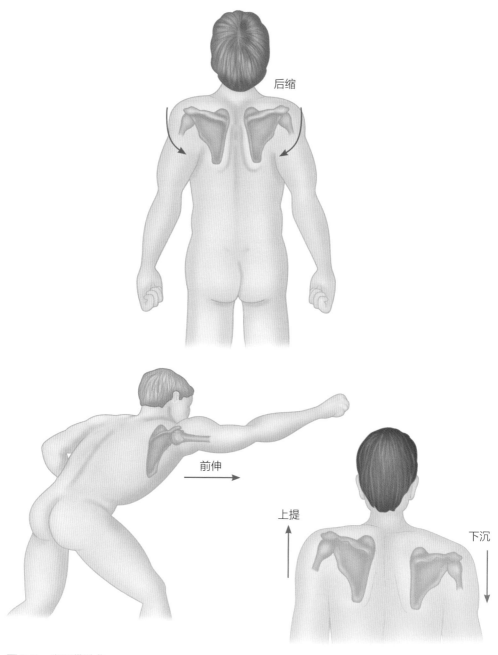

图2.3　肩胛带动作

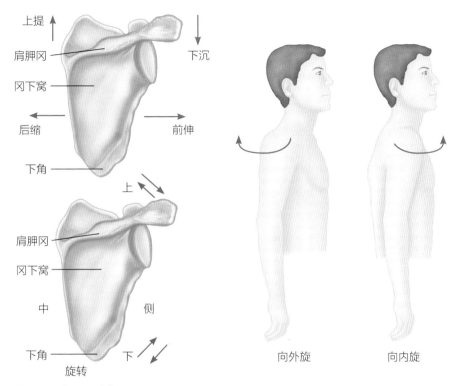

图2.3　肩胛骨动作

表2.4　锁骨动作

上提	下旋 （轴旋转）	前伸
下沉	上旋	后缩

图2.5　锁骨动作

除了由锁骨下肌引起的锁骨下沉，锁骨的运动还与肩胛带的整体运动相关。然而，附着肌肉的运动受限，将影响肩胛带在整个功能范围内的移动能力。

重要的关节运动学动作

关节运动学动作是指那些发生在关节表面的动作，他们对于整体动作来说至关重要。

- **盂肱关节**——位于肱骨头和肩胛盂窝之间。为了肱骨能在肩胛骨平面外展（侧屈），肱骨头必须下移并侧向旋转（向外）。如果上述动作有任何一个没有发生，那么就可以发现并感知到肩锋撞击综合征的迹象，因为肩峰下空间被肱骨头压迫着。盂肱关节的运动见图2.6。

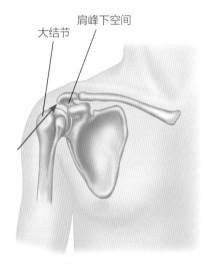
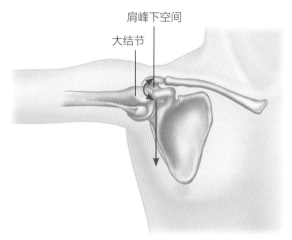

图2.6   盂肱关节的运动

- **胸锁关节**——位于胸骨和锁骨之间。锁骨的运动取决于发生在胸骨切迹和锁骨头之间的关节运动。锁骨前伸的同时会后翻，伴随着锁骨头前移；而收缩时锁骨头则会后旋，同时锁骨整体前移。

整合动作

肩肱节律

　　侧向抬高手臂，这是一个基本的大幅度动作，取决于盂肱关节的关节运动，以及肩胛骨与锁骨的运动。这种关键模式也称为"肩肱节律"（见图2.7）。如果没有此项功能，要实现肩胛带的全部动作根本不可能。肩胛骨在肩胛骨平面的侧弯动作中和肱骨的运动幅度的比率大概是1∶2。肩胛骨提供了60度的上旋，盂肱关节提供了120度的活动范围，二者共同完成了180度的动作。尽管有人对这一比率提出了质疑，但是他们也同意这种模式的存在，还可以帮助医生确定异常的运动模式。

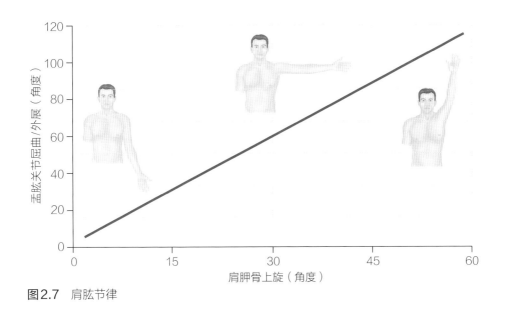

图2.7　肩肱节律

　　肩胛骨上旋时，锁骨必须同时向上抬高，大概是肩胛骨上旋60度，锁骨大约抬高40度。与此同时，锁骨必须后旋以利用其曲柄空间来增加动作幅度。锁骨旋转示意图见图2.8。

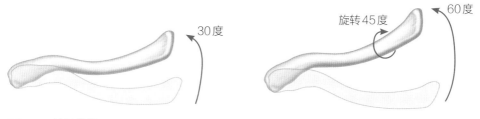

图2.8　锁骨旋转

重要的协同肌肉动作

作为肩胛带完整运动的一部分，肌群协同作用可以提供"组合力"。这些肌群中只要有一个出现了活动受限的情况，都将影响组合力的平衡。这会导致异常的代偿动作发生，会对相关的结构产生长远的影响，最终导致肌肉病变以及运动表现下降。

肩胛骨上旋需要上斜方肌与下斜方肌共同协作。并且，要想完成肱骨－躯干的整体上提，前锯肌必须能够平衡整个斜方肌。斜方肌和前锯肌的关系见图2.9。

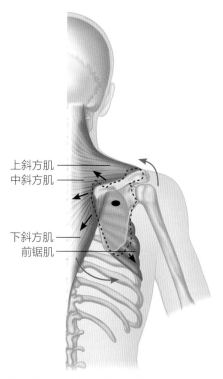

上斜方肌
中斜方肌

下斜方肌
前锯肌

图2.9　斜方肌和前锯肌的关系

肩胛骨下旋是由肩胛提肌和菱形肌一起拉动而引起的，这使得肩胛骨可以在无胸小肌平衡作用的情况下内收（见图2.10）。

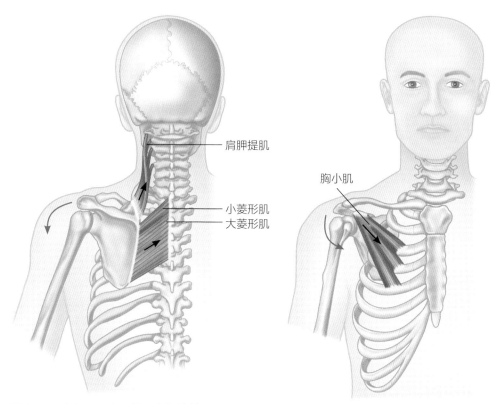

图2.10 胸小肌和肩胛提肌之间的关系

肩袖肌群在冠状面中和三角肌一起工作，在水平面中则相互协作。当动作发起、手臂外展时，肩袖肌群起稳定关节的作用（见图2.11和图2.12）。

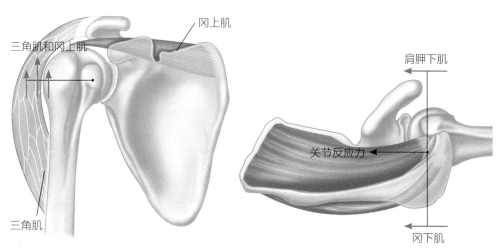

图2.11 三角肌和冈上肌（SSP）的关系　　图2.12 肩袖关系，两块肌肉共同产生的关节反应力

肩胛带肌肉

图2.13和表2.4分别介绍了肩胛带肌肉及其运动。

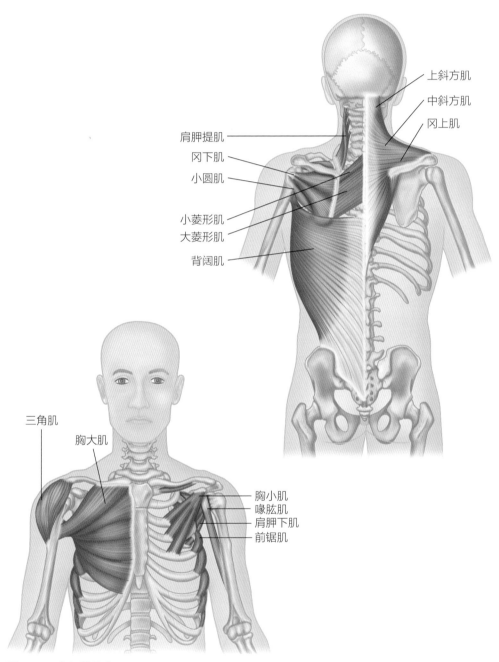

图2.13   肩胛带肌肉

表2.4　肩胛带肌肉运动

图例：● 发挥主要作用　◐ 发挥次要作用　○ 可能发挥作用

肌肉	肱骨运动					
	侧向屈曲（外展）	前屈	伸展	内旋（内侧）	外旋（外侧）	内收
胸大肌（锁骨）		●		●		●
胸小肌（胸骨）				●		
三角肌（前束）	●			●		
三角肌（中束）	●					
三角肌（后束）			●		●	
冈下肌	●				●	
大圆肌			●	●		●
小圆肌					●	
冈上肌	◐					
肩胛下肌				●		
喙肱肌		◐				
背阔肌			●	●		○
肱三头肌			●			
肱二头肌		◐				

肌肉	肩胛骨运动					
	前伸（外展）	后缩（内收）	下沉	上提	上旋	下旋
胸小肌	◐		◐			◐
斜方肌（上）		●			●	
斜方肌（中）		●				
斜方肌（下）			●		●	○
肩胛提肌				●		●
菱形肌				●		●
前锯肌	●				●	
背阔肌			●			

重要性	发挥主要作用	发挥次要作用	可能发挥作用

肌肉活动受限对肩胛带运动的影响

当肌肉不能正常发挥功能时，通常情况下是由于肌肉薄弱、紧绷、伤病或者疾病引起的病变。在本书中我们关注由肌肉和其他软组织活动受限，所导致的关节复合体无法完成完整动作的情况。表2.5介绍了肩胛带肌肉活动受限的影响。

表2.5　肩胛带肌肉活动受限的影响

肌肉	活动受限的影响
胸大肌	会影响肩胛带所有动作的动作范围。受影响最大的是水平外展以及沿着肱骨长轴的外旋动作 锁骨头会影响外旋，而胸骨部分可能会影响肩部外展、屈曲和外旋。薄弱的肩胛骨收缩肌群会显著地限制肩胛骨的收缩
胸小肌	会对肩胛提肌和菱形肌的耦合力产生的组合动作发生影响 同样可以压迫臂丛神经（在胸小肌下经过），从而导致胸廓出口综合征引起的姿态问题包括圆肩
斜方肌（上、中、下）	上：肩部上提，减少了颈部和头部的动作范围 中：肩胛骨外展（尽管很少见） 下：肌肉附着处的胸椎曲线，影响力的耦合
前锯肌	肩胛骨上旋减少，在冠状面无法将手臂完全举过头顶，肩肱运动异常，盂肱关节压力增大
肩胛提肌	颈部旋转减少，上肩胛骨中部上提（显示为肩膀上提），头部倾斜伴随着肱骨侧向屈曲。与菱形肌一起导致圆肩姿势
菱形肌	会对肩肱节律产生影响，与肩胛提肌一起导致圆肩姿势
锁骨下肌	减少胸锁关节上提，影响肩肱节律
三角肌（前束、中束、后束）	前束：减少伸展 中束：减少盂肱关节侧向外展动作中的滑动，盂肱关节压力加大 后束：减少内旋及前屈曲
冈下肌	减少内旋、水平内收并增加盂肱关节的压力
大圆肌	减少外旋，屈曲及外展。并在肱骨固定的情况下增加肩胛骨上的外旋，引起圆肩姿态
小圆肌	肩部内旋减少。与冈下肌造成的影响类似，但是没有那么严重
冈上肌	有可能会影响肱骨头的下移，或肱骨外展时肱骨头的位置
肩胛下肌	会对肩肱节律造成巨大的影响，肱骨头姿势异常，外旋和水平内收能力降低
喙肱肌	减少外展和肩部伸展，当手臂在身体两侧时肩胛骨会倾斜（喙突下沉）
背阔肌	阻碍肩部屈曲及外旋、胸椎屈曲，可能影响肩胛骨在肋骨上的位置

肩胛带活动受限对体育运动及日常生活的影响

高尔夫

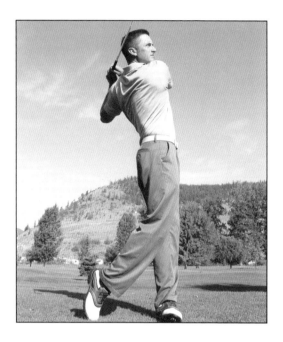

现代高尔夫挥杆的肩胛带旋转的角度比以前更大。高尔夫挥杆的肌肉运动过程可以总结为肩胛胸壁关节-盂肱关节-胸椎，在向下挥杆和后续阶段这个过程则相反。肩胛带肌肉中出现任何活动受限都会通过以下两种方式降低肌肉能力。第一个是对肌肉能量的需求更大以克服肌肉活动受限，当打到第18洞时，身体就会疲劳。第二种是上半身和下半身无法协调配合，因此不能有效地完成挥杆的动作。在缺少足够的肩胛带运动的情况下，甚至连将头保持在观察高尔夫球的位置也会很困难。表2.6介绍了在高尔夫挥杆的各个阶段，最活跃的上肢肌肉分别有哪些。

当高尔夫球手尝试代偿肩胛带灵活性不足时，肩胛带的活动受限很有可能传导至下背部并导致其过度旋转，这也许解释了为什么下背部疾病这么普遍。

表2.6　高尔夫挥杆

挥杆的各个阶段	最活跃的上身肌肉
后摆	左肩胛下肌，右上斜方肌
前期下挥	左菱形肌，右胸大肌，背阔肌
加速	两边胸大肌
撞击	前臂屈肌活动增加，术语称之为"屈肌爆发"
前期随挥动作	两边胸大肌
后期随挥动作	左冈下肌，右肩胛下肌

源自：A. McHardy & H. Pollard, 2005, 'Muscle activity during the golf swing', *Br. J. Sports Med.*, 39, pp.799-804.

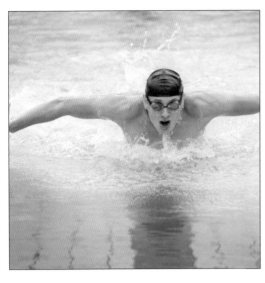

游泳

肩峰撞击综合征在游泳者中是常见问题。潜在的原因是胸肌过紧，导致形成"圆肩"姿势。这会导致肱骨头位置异常，并增加前划水时肩锁关节撞击的概率。

自由泳基本动作包括前伸，以及由强壮的前锯肌运动引起的肩胛骨上旋。胸大肌激活，内收或外展肱骨，而内旋则需通过小圆肌的外旋才能保持平衡。这些肌肉中出现的任何活动受限都会对实现有效划水所需要的协调性动作产生影响。

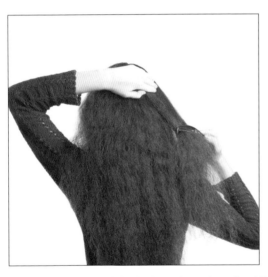

梳头

对于大多数人来说，梳头是一项很简单的事情。但是，如果肩胛带肌肉出现了任何活动受限的情况，那么梳头这个动作则会带来疼痛（或者变得不可能）。肩胛下肌活动受限会降低其稳定盂肱关节的能力，并且会影响梳头时支撑和移动手臂的动作。肩肱节律会被打乱，实现"梳头"动作所必需的基本外旋和肱部的水平内收动作幅度会减小，甚至有可能做不出这些动作。疼痛模式转移到上臂也较为常见。

肩胛带软组织松解

记录病人站立时和坐着时的自然姿态。检查病人肩胛带和肩关节主动动作的活动范围。被动软组织松解术是预热组织的较好的方式。然而，如果任何区域有疼痛性的限制，例如在肩部旋转中，那么建议以主动软组织松解术开始。在这种情况下，病人可以随着理疗师的引导，舒服地在适当的动作模式范围内移动。

建议在肩关节松解之前先对肩胛带肌肉进行软组织松解。肩胛带受限得到缓解后将增加肩胛骨和锁骨的动作范围，也可提高盂肱关节的动作范围和动作控制。

侧卧前锯肌软组织肌肉松解

（1）病人肘部固定不动，轻微抬高背阔肌，治疗者用手抓住前锯肌和背阔肌之间的肌肉；让病人被动外展手臂。如果要进行主动软组织松解，让病人在双手并拢的情况下抬高手肘。

- 确保前锯肌和背阔肌没有粘连，这样可以提高肩胛骨的活动度。

- 动作幅度要小。

（2）病人手肘固定不动，以便进行结缔组织按摩固定术。治疗者用全掌覆盖整个肌肉表面；让病人向后移动手肘以收缩肩胛骨。用手加固并施加结缔组织按摩固定术；让病人向后拉动手肘，以便收缩肩胛骨。利用结缔组织按摩固定术治疗在肩胛骨前侧连接处的肌肉。

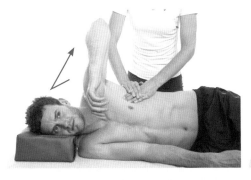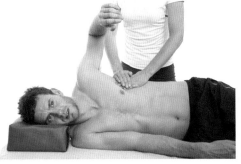

- 避免按压到肋骨；手部保持放松，沿着胸腔的四周进行。

仰卧前锯肌软组织松解

　　半握拳，横跨肋骨的表面，深入前锯肌进行结缔组织按摩固定术。让病人收缩肩胛骨并外展肩部。

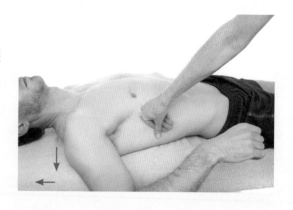

仰卧胸大肌软组织松解

（1）病人肩部与躯干呈90度，物理治疗师一只手呈杯状，另一只手在手腕根部或者指关节固定；病人水平外展肩部。通过在固定之前让病人内收肩部以缩短肌肉，或者将病人移动到治疗床的末端以获得较大的动作范围。运用一到两个指骨进行结缔组织按摩固定术以治疗在胸骨连接处的肌肉。

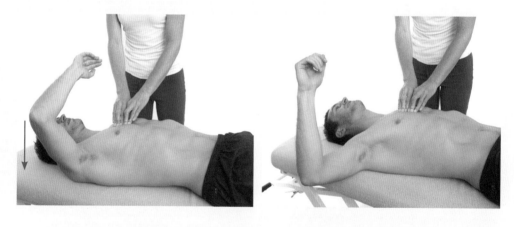

- 即使是对一些肌肉较发达的人来说，这个区域也是治疗的敏感区域，因此要控制治疗的速度。

- 治疗女性时，可以在该部位垫上衣物或者毛巾后再进行软组织松解。

（2）以肩部呈90度的姿势，一只手轻托病人的手，另一只手轻握拳向锁骨的肌纤维深处固定，向外旋转肩部。

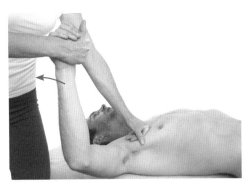 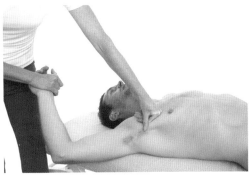

（3）在肌肉嵌入处轻握胸大肌；让病人屈曲或水平内收肩部。在肱骨结节间沟嵌入点进行结缔组织按摩固定术；引导病人进行小幅度拉伸。

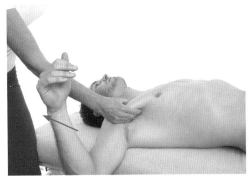 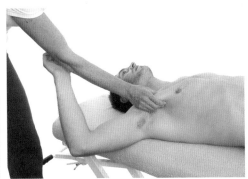

仰卧胸小肌软组织松解

（1）在松解胸小肌之前，确保胸大肌已经被松解。使用手指或手指节较宽的那一侧点按喙突，让病人主动向着治疗床收缩肩胛骨。

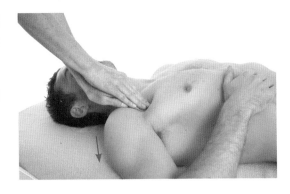

（2）缓慢将手指直接插入胸大肌下面，朝向第三根肋骨的连接处，指导病人收缩
　　　肩胛骨。重复该过程，手指指向第五根肋骨。

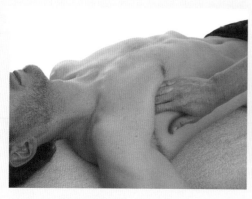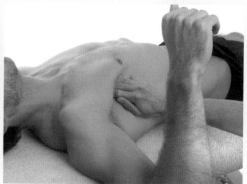

- 不要强力进行，缓慢移动并寻找胸小肌肌纤维。如果组织过于密集，在接
  触到肌肉之前停下，并在这一层上进行软组织松解。

仰卧锁骨下肌软组织松解

用第一指骨从锁骨处进行结缔组织按摩固定术。让病人抬高肩胛骨。

俯卧下斜方肌软组织松解

在下斜方肌的边缘处用手指钩住，让病人抬高肩部。

- 尽管这部分斜方肌很少紧绷，但是在该肌肉的边缘处经常会出现活动受限
  的情况。确保此处无任何粘连现象，这将促进下肌纤维的力量的发展。

坐姿上斜方肌软组织松解

（1）轻抓上斜方肌肌纤维，让病人缓慢下沉肩胛骨。

（2）让病人通过耸肩先行缩短肌肉。当病人正在进行上述动作时，用手支撑肩胛
　　　骨或者屈曲肘部以便在固定前使软组织放松。用手指固定；让病人放松肩胛
　　　骨或者轻微向支撑点下压。

（3）尝试靠近肩峰处固定，下压并推动上斜方肌前侧肌纤维，利用结缔组织按摩固定术治疗肩胛冈，在远离C6/C7颈椎处固定。

- 结合头部运动对上斜方肌进行软组织松解，见本书第36~37页。

俯卧上斜方肌和肩胛提肌软组织松解

（1）站在治疗床的一头，一只手呈杯状扣住病人肩膀。用另一只手的手腕根部固定肌肉，将病人肩部下推以下压肩胛骨。

（2）仍然站在治疗床的一头，放开双手，用拇指按压肌肉。让病人沿着同侧大腿向下滑动手臂以使肩胛骨下沉。

（3）在治疗床一侧，一只手呈杯状扣住病人肩膀，然后用另一只手的手指钩住肌肉，下拉肩部以进入下沉姿态。

- 如果在此动作中出现任何活动受限，不要强行让肩部内旋。

（4）站在治疗床的一头。在用一只手协助的情况下，朝着肩胛提肌在肩胛骨内上角的附着点，深入固定上斜方肌；让病人沿着同侧大腿向下滑动手臂以使肩胛骨下沉。

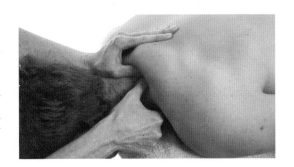

坐姿肩胛提肌软组织松解

（1）确保上斜方肌的肌纤维已经预热。一只手抓住肩胛骨的下角，并上提肩胛骨。用手指或者指骨，朝着肩胛提肌在肩胛骨内上角的附着点深入按压。缓慢下沉肩胛骨。

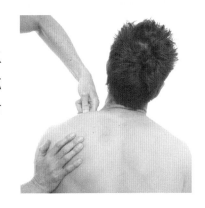

（2）通过直接朝向斜方肌前侧肌纤维下
　　面进行固定也能达成同样的目的。
　　这可能会导致疼痛，因此要缓慢进
　　行。不要在肌肉出现受限的情况下
　　强行进行。

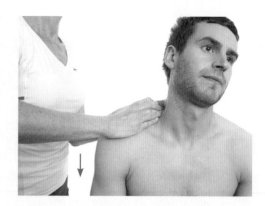

- 确保在对肩胛提肌进行松解之前
　上斜方肌的肌纤维已被"松解"。

- 本书第38页有更多使用颈部动作针对肩胛提肌的软组织松解术。

侧卧上斜方肌和肩胛提肌软组织松解

用手指固定上斜方肌的肌纤维，并通过轻微
下拉以使肩胛骨下沉。

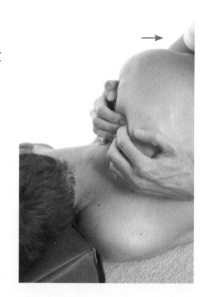

坐姿中斜方肌和菱形肌软组织松解

（1）用半握拳、手掌跟或肘部支撑病人的锁骨，并针对肌肉进行大面积的固定。指
　　导病人向前或向着身体对侧移动手臂，必要时可以前伸并旋转肩胛骨。

（2）利用指关节、拇指、手指或肘部施加深度固
定。向着远离肩胛骨内侧缘的位置固定；向
着远离棘突的位置固定。让病人前伸肩胛骨。

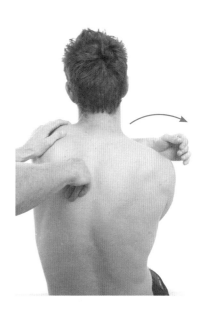

- 变换固定的方向。要考虑到斜方肌肌纤
  维的方向，从棘突（C7 ~ T6）到肩胛
  骨以V字形移动；对于深处的菱形肌
  （C7 ~ T5）而言，则是斜向进行。

- 变换手臂动作以辅助肩胛骨运动的特别动
  作——从手臂固定时肩胛骨前伸，到大幅
  度地穿过身体前侧。

俯卧中斜方肌和菱形肌软组织松解

俯卧时，在肩胛骨主动向着治疗床方向前伸的同时，在其垂直边缘施加轻度
结缔组织按摩固定术。在固定的同时仔细"阅读"软组织，并决定固定的方向、
深度和速度，可以提供快速松解，即便是在肩胛骨不活动的情况下。

- 要获得更大的动作范围，可尝试让病人坐在治疗床的边缘，这样他就可以
  把手放在治疗床下面，以前伸肩胛骨。

侧卧中斜方肌和菱形肌软组织松解

用其他手指协助拇指固定肌肉，让病人移动手臂至水平内收，以便前伸肩
胛骨。

- 这是一个可以进阶为松解深层竖脊肌的绝佳姿势。

坐姿三角肌软组织松解

（1）将病人置于治疗床末尾，面向他的三角肌中束站立。让病人肩部外展至90度。抓住病人的整只上臂，拇指协助另一侧拇指固定三角肌中束纤维，向着下方远离锁骨的方向拉，让病人内收肩关节。

（2）站在治疗床后面，当病人屈曲肩部时，让三角肌后束纤维远离锁骨；站在治疗床前面，病人伸展肩部时下压并推动三角肌前束。为了方便该动作可屈曲肘部。

侧卧三角肌软组织松解

（1）站在治疗床一头。让病人肘部保持屈曲的同时外展肩部。双手抓住病人肩部并固定，可以用拇指加固，固定三角肌中束肌纤维并远离锁骨。病人内收肩部时保持固定。

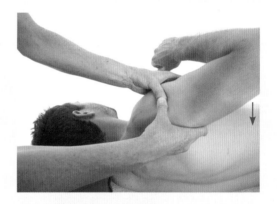

（2）站在治疗床一侧。轻柔地用手指钩住三角肌前束的肌纤维，并将其向着三角肌粗隆处引导。让病人在肘部保持屈曲的同时伸展肩部。固定三角肌前束肌纤维并让病人向外旋转肩部。

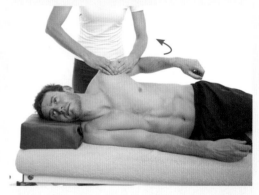

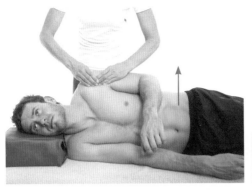 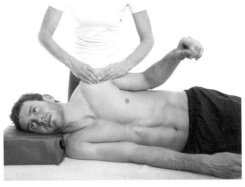

（3）用拇指发力，下压并推动三角
　　　肌后束肌纤维。让病人在肘部
　　　保持屈曲的同时屈曲肩部。

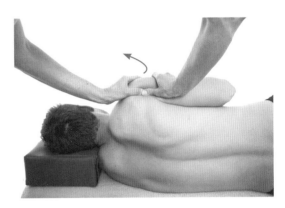

仰卧三角肌前束软组织松解

　　　站在治疗床一头，抓住病人的
手，肘部和肩部都保持屈曲90度姿
势。用手指横跨三角肌前束施加固
定并外旋肩部。这可以通过主动的
方式完成，但是此种情况下，被动
软组织松解术可以提供非常放松的
松解动作。

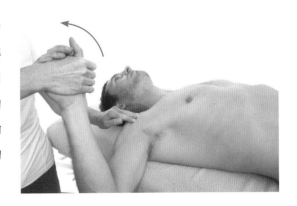

- 固定不要太深。

俯卧冈上肌软组织松解

确保上斜方肌已经放松。站在治疗床一头，病人肩部呈90度姿势。用拇指帮助其他手指缓慢施加深度固定，透过斜方肌直至冈上肌。让病人内收肩部。

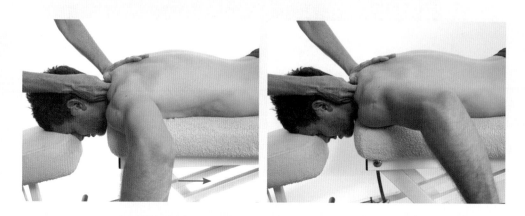

- 尝试让一个固定靠近肩峰，让另一个靠近肩胛骨上角。

坐姿冈上肌软组织松解

（1）确保上斜方肌已经放松。让病人外展肩部至90度。手指呈杯装扣在其斜方肌上，用另一只手的手指帮助加固，并缓慢向冈上肌施加深度固定。让病人内收肩部。

- 避免强行按压组织：尝试利用指尖"捏住"。如果斜方肌密度过大，不能在收缩位置进行固定，那么先不要外展肩部。让病人把手臂推向自己，以内收肩部，以此用最小的伸展幅度来进行软组织松解。

（2）利用结缔组织按摩固定术向内下沉至肩峰，深入三角肌肌纤维及肌腱的嵌入表面。让病人向着身体侧面内收肩部。

- 将肩部内旋以暴露肌腱，使其比较容易被找到。

俯卧冈下肌和小圆肌软组织松解

　　站在治疗床一头，病人肩部呈90度姿势。用拇指或其他手指发力，跨过冈下肌肌纤维进行结缔组织按摩固定术。让病人内旋肩部。在此处固定3~4次，确保其中一次固定靠近肌肉在大结节的嵌入点处（在三角肌后束深处）。

● 这是一个非常敏感的区域，并且极易产生扳机点。不要着急，在每次固定之后都要给病人留出休息的时间。

仰卧肩胛下肌软组织松解

（1）站在治疗床一侧，病人手臂水平外展至90度，肘部弯曲。在肩胛骨前表面，用手指（另一只手辅助用力）缓慢对肩胛下肌施加结缔组织按摩固定术。让病人外旋肩部。

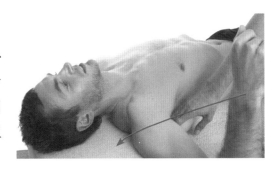

（2）病人手臂在身体一侧，治疗师在肌腱嵌入处进行结缔组织按摩固定术。固定处要远离小结节（在两条肱二头肌肌腱中间以及三角肌前束深处），让病人外旋肩部。

侧卧背阔肌和大圆肌软组织松解

（1）轻柔地抓住背阔肌覆盖肱骨位置的边缘。让病人外展肩部。

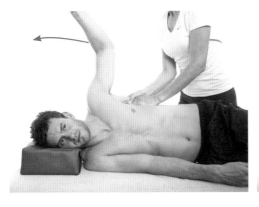
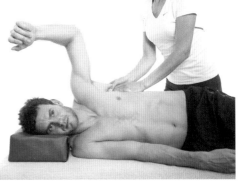

- 确保固定位于肌肉在肩胛骨下角的起点，因为这能促进肩胛骨的运动。

- 对于背阔肌灵活的人，他们很难感受到局部伸展。这时可以尝试着去触摸背阔肌的边缘，并增加一些外旋以进行更多的拉伸（让病人把手放在头部）。

（2）沿着腰椎一路往下进行固定。手指在肌肉外侧边缘下弯曲，利用结缔组织按摩固定术下压并推动胸椎筋膜。

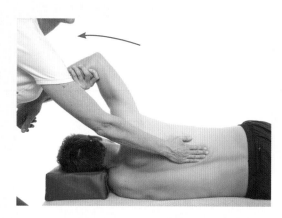

- 尽量靠近髂后嵴。

- 肩部外展期间，当固定在下三节肋骨的起点处时，试着感知肌肉的移动。

（3）下压并推动肌肉，引导病人主动外展肩部。当肩部主动外展时，肘部保持屈曲、手放在治疗床上可以让拉伸更加精准。

- 尝试在肩胛骨起点位置使用结缔组织按摩固定术。

- 这是定位肌肉嵌入点绝佳的姿势。同时考虑大圆肌和背阔肌的嵌入点，并且增加主动外旋以便于进一步拉伸。

俯卧背阔肌和大圆肌软组织松解

（1）使用大面积表面固定，例如用全掌、手稍呈杯状，或半握拳以下压并推动背阔肌。让病人外展肩部。针对在肩胛骨连接处的肌肉，并涉及肌肉外侧边缘和肌腹。

（2）用指关节在靠近棘突的边缘处进行结缔组织按摩固定术。让病人外展肩部。沿着T6脊椎向下直到髂嵴。

仰卧喙肱肌和肱二头肌长短头软组织松解

　　一手呈杯状扣住病人的肘部或握住其手腕。将其抬起以屈曲肩部并用手指固定肩部前束的肌腱。在喙肱肌表面进行固定，要远离喙突，被动下放肘部以拉伸病人肩部。以同样的方式在肱二头肌处进行固定；用结缔组织按摩固定术来区分这两个肌腱。

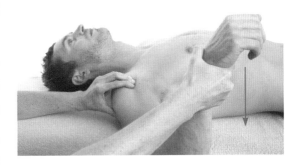

- 试着外展肩部，这样会比较容易锁定喙肱肌。

- 试着外旋肩部，以锁定肱二头肌的长头部分。

- 将病人置于治疗床上，肩部远离治疗床的一侧。在病人主动伸展肩部时，轻抓肌腱之间处。

侧卧肱三头肌长头软组织松解

　　一只手抓住病人屈曲的肘部。固定处远离肱三头肌长头的起点，将病人肩部移至屈曲状态。

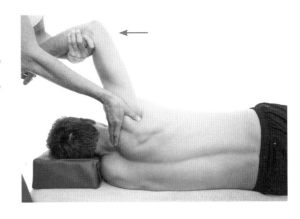

肘部

作为上肢的一部分，有些经过肘关节的肌肉，也同样经过肩部及腕部；因此从临床角度来讲，应当将肘部作为该运动链的一部分。当一块共有肌肉出现活动受限时，其对于肘部动作的影响与其对于肩部或是腕部的影响则是截然不同的。

肘关节由肱骨及前臂的桡骨和尺骨相连而成。肘关节有一个关节囊和内外侧副韧带。肱骨远端和桡骨、尺骨近端的结构使得肘关节不仅仅是简单的铰链关节，有时也被称为车轴屈戌关节。手肘的结构见图3.1。

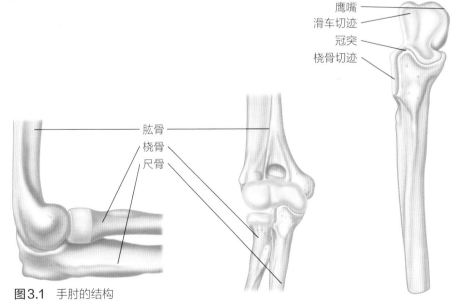

图3.1 手肘的结构

肘关节运动

作为车轴屈戌关节，手肘复合体可以屈曲/伸展（见图3.2），也能在肱部表面进行内旋/外旋。旋前/旋后（见图3.3）是手肘另外较为关键的动作，尽管这些动作发生在桡尺关节。

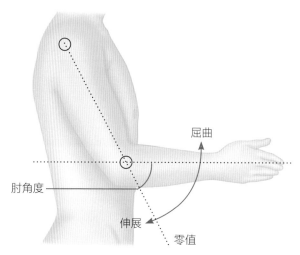

屈曲

肘角度

伸展

零值

图3.2　手肘动作范围

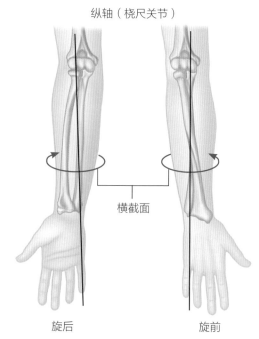

纵轴（桡尺关节）

横截面

旋后

旋前

图3.3　旋前和旋后

　　通常情况下，手肘的最大屈曲角度为140～150度。伸展有时会变成过伸（见图3.4），尽管有些患有关节过度松弛综合征的人通常在肘部会出现明显过伸，但是对于大多数人来说，这种情况比较少见。虽然一些研究表明当屈曲出现时，提携角（见图3.5）会降低，但是屈曲和伸展似乎总围绕固定轴而发生。

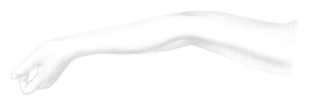

图3.4　手肘过伸

　　基本的旋前和旋后会涉及尺骨和桡骨的相对运动。尺骨是固定的，桡骨远端则围绕着其运动。我们设想运动轴是固定的并呈直线穿过桡骨窝。尽管有人提出尺骨会发生更复杂的动作，然而仍没有足够的证据支持旋前和旋后的附加动作。

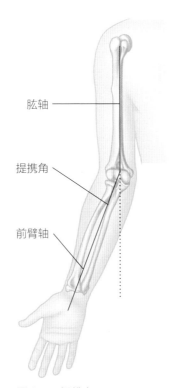

肱轴

提携角

前臂轴

图3.5　提携角

肘部肌肉

图3.6和表3.1分别介绍了肘部肌肉及其运动。表3.2介绍了肘部肌肉活动受限的影响。

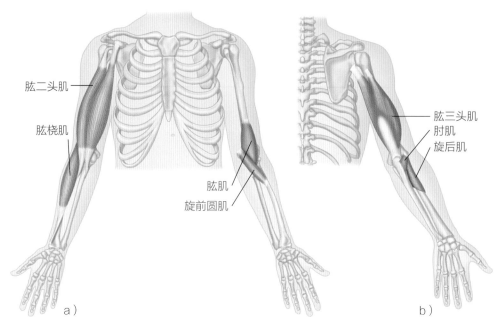

图3.6　肘部肌肉。a）前视图；b）后视图

表3.1　肘部肌肉运动

肌肉	肘部运动			
	屈曲	伸展	旋后	旋前
肱二头肌	■		■	
旋后肌			■	
肱肌	■			
肱三头肌		■		
肱桡肌	■			
肘肌		薄弱		
旋前圆肌				■

重要性	发挥主要作用	发挥次要作用	可能发挥作用

表3.2　肘部运动中肌肉活动受限的影响

肌肉	活动受限的影响
肱二头肌	肘部伸展及旋前减少。由于该肌肉经过两个关节，该肌肉紧绷将影响肩部和肘部动作之间的互动。肩部伸展时，肘部伸展会减少；相反地，肩部屈曲时，肘部动作范围增加
肱肌	作为单关节肌肉，肘部伸展能力将遭削弱（不管肩部姿势如何）
旋后肌	旋后肌紧绷很可能会与肱二头肌紧绷一起发生，而不是单独发生，这可能降低肘部伸展和旋前能力
肱三头肌	限制肘部屈曲并影响前肩上提。网球肘就是典型的例子
肱桡肌	减少肘部伸展范围
肘肌	影响未知
旋前圆肌	减少肘部屈曲和前臂旋后范围。由于该肌肉起始在肘关节并嵌入远端桡尺关节，肌肉紧绷影响将取决于这些关节的相对位置，当肘部伸展时旋后范围将减少

肘部活动受限对体育运动及日常生活的影响

网球

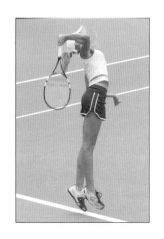

　　肘部伸展肌（肱三头肌）的活动受限会以多种方式对网球运动员的运动表现产生潜在的影响。据估计，网球发球开始时，肘部在0.2秒内会从120度屈曲到20度。肱三头肌若出现任何过度张力，都将影响运动员将手臂从发球姿势收回的能力，并因此影响其发球的速度和力量。由于肘部和肩部的肌肉紧张，将握拍手收回到反手位置的动作也会受到影响，同时其他部位受伤的潜在风险也会增加。例如，躯干在试图代偿以获得必要的旋转时，下背部就有受伤的可能。发球的随挥动作通常伴随着肘部快速、有力的旋前和肩部的内旋。肱三头肌活动受限同样将影响此动作，并增加过度使用损伤的风险。

草地滚球

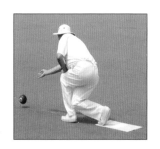

　　草地滚球中，成功的掷球取决于正确的手臂动作。因为肱二头肌同时穿过两个关节（肘部和肩部）的特性，肱二头肌的活动受限会影响流畅的后摆。这同样会限制流畅、完全的肘部伸展，从而影响向前掷球。

洗澡和穿衣

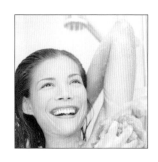

　　基本的日常活动会由于肘部伸展肌以及肘部屈肌的活动受限而受到严重影响。肱三头肌出现活动受限的话，连洗头发及触摸腋下都不可能完成，肩部及肘部屈曲的动作也会受限。最糟糕的情况是吃饭都会变得极其困难。肱二头肌挛缩会使穿衣变得更加困难。

肘部软组织松解

记录下病人站立和坐立时肘部的姿势。通过屈曲、伸展、旋后和旋前检查动作范围。

仰卧肱二头肌和肱肌软组织松解

（1）病人肘部弯曲，抓住肱二头肌肌腹的任何一侧，伸展并旋前病人肘部，或者让病人自己进行该动作。利用手指进行结缔组织按摩固定术，远离喙突，固定肱二头肌短头的肌腱，让病人伸展并旋前肘部。利用手指将肱二头肌长头向着结节间沟固定，让病人伸展并旋前肘部。

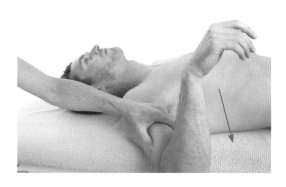

（2）病人肘部屈曲并旋后，横跨肱二头肌肌腱膜进行结缔组织按摩固定术，让病人伸展和/或内旋肘部。

（3）肘部屈曲，将肱肌向着肱二头肌方向固定，让病人伸展肘部。

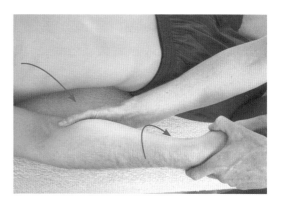

仰卧肱桡肌软组织松解

（1）病人肘部屈曲，拇指朝上，抓
住肱桡肌的任何一侧，让病人
在保持拇指朝上的同时伸展肘
部。在肌肉深处固定，然后进
行相同的动作。

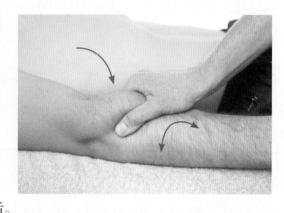

（2）肘部处于旋后姿势，固定肌肉，
让病人肘部旋前。肘部保持旋
前姿势，固定并让病人肘部旋后。

- 上述动作可在肘部屈曲或者伸展的情况下进行，这取决于肌肉的静态张力
（屈曲肘部会缩短肌纤维）。试着将肘部伸展与旋后和旋前结合在一起。

俯卧肱三头肌软组织松解

　　肩部和肘部呈90度，抓住肱三头肌任何一侧，让病人屈曲肘部。用拇指加固
并远离鹰嘴；让病人屈曲肘部。

仰卧肱三头肌软组织松解

（1）抓着病人肘部，将肩部外展至
180度。另一只手抓住肱三头肌
任何一侧并屈曲肘部。

（2）依旧支撑着肘部，让病人主动
伸展肘部。抓住肱三头肌的任
何一侧，让病人屈曲肘部。在
肌肉肌腹处固定，并让病人屈
曲肘部。

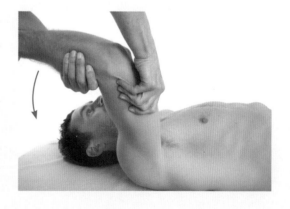

（3）通过从三角肌后束向肩胛骨盂下结节施加压力，从而固定肱三头肌长头肌腱。让病人屈曲肘部。

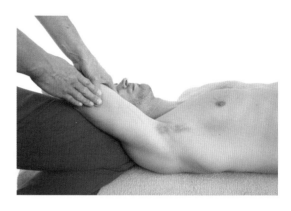

- 为帮助松解肱三头肌的长头部分，可先进行固定，然后让病人屈曲或外展肩部。

（4）用拇指加固，在远离鹰嘴处施加结缔组织按摩固定术；让病人屈曲肘部。

仰卧肘肌软组织松解

远离肱骨外上髁进行结缔组织按摩固定术，以针对肘肌的起止点。让病人屈曲肘部。远离鹰嘴和尺骨进行结缔组织按摩固定术，让病人屈曲肘部。

仰卧旋后肌软组织松解

肘部伸展并旋后，用手指在外上髁对旋后肌施加固定，让病人前臂缓慢旋前。

仰卧旋前圆肌软组织松解

肘部屈曲并旋前，在肱桡肌和前臂屈肌之间可以摸到旋前圆肌，并将其固定。让病人肘部旋后，在朝向桡骨连接处的方向进行固定。

- 为了进一步拉伸，可以在固定后伸展并旋后肘部。

仰卧旋前方肌软组织松解

肘部旋前，用手指在腕屈肌深处进行固定，固定点要远离桡骨，朝向尺骨。让病人前臂旋后。

前臂、手腕和手部

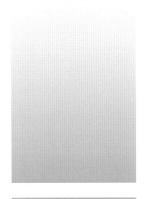

第**4**章

在上肢肌肉当中，有些同时穿过肘部、前臂、手腕、手掌和手指。正如之前在讲解肘部时所提到的，在临床上，这些肌肉必须被作为该运动链的一部分进行检测。相对于手腕而言，当一块共同肌肉出现活动受限时，其对手掌和手指的活动会产生完全不同的影响。

在前臂肌肉当中，只有旋后肌和旋前圆肌对肘部动作发挥主体作用，其余肌肉主要作用于手腕和手掌。这些是手掌的外附肌，与小的内附肌协同工作。本书只讨论外附肌的动作和活动受限的影响（注意术语，有时会使用"手"，有时则使用"手腕"或"手指"，取决于具体讨论的内容）。

手腕关节由尺骨远端和前臂桡骨以及两排腕骨组成。手骨包含了指骨、掌骨和腕骨总共有27块骨头（见图4.1）。

　　这个关节由桡尺远侧关节、桡腕关节、腕中关节以及腕骨间关节组成。手有2个腕掌关节，带有5个掌骨间关节和掌指关节（MCP）、近端指间关节（PIP）以及远端指间关节（DIP）。

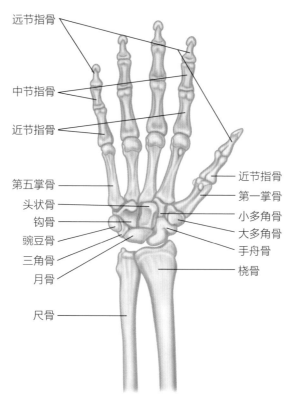

远节指骨

中节指骨

近节指骨

第五掌骨

头状骨

钩骨

豌豆骨

三角骨

月骨

尺骨

近节指骨

第一掌骨

小多角骨

大多角骨

手舟骨

桡骨

图4.1　手骨的结构

腕关节和手部关节的运动

腕关节和手部关节的运动见图4.2。

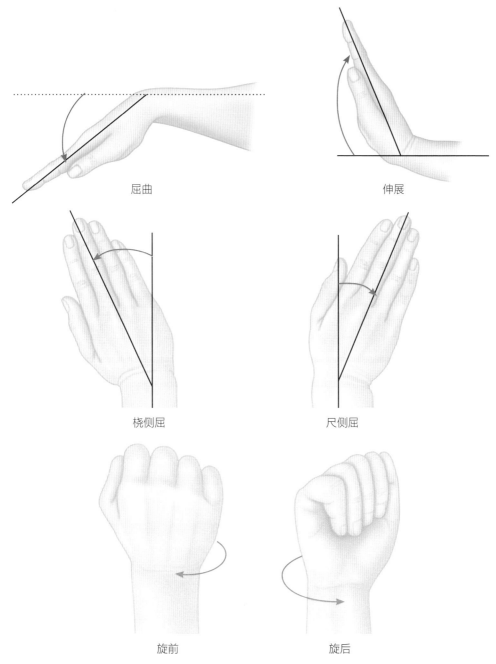

图4.2　腕关节和手部关节的运动

腕关节和手部（手指）关节非常复杂，本书只考虑了手部的大体动作（骨运动学）。手腕是前臂和手的连接处。在临床检查中，手腕的整体动作是通过观察以下姿态来测量的。

- 通过手指和拇指的动作可以观察到手部关节的动作。手指屈曲在所有的关节中都会发生（掌指关节，近端指间关节，远端指间关节），同时伸展动作会受到限制。人类拇指的运动很独特，拇指指心可以和每个手指的指心相接触。这是多个动作的结合体，也被称为拇指对掌（见图4.3）。

- 手外附肌与手内附肌通过复杂且协调的形式共同作用，产生了手指的屈曲和伸展。具体取决于哪根手指需要运动，每块肌肉都可以充当拮抗肌、主动肌和稳定肌的角色。

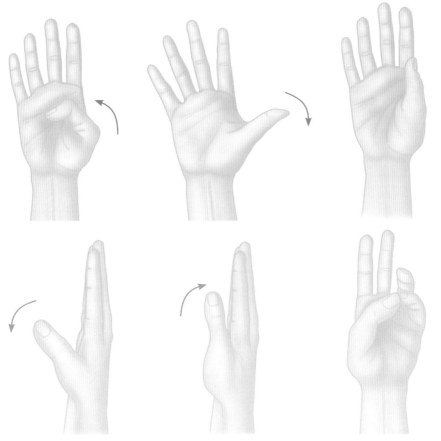

图4.3 拇指对掌

前臂、手腕和手部的肌肉

图4.4和表4.1分别介绍了前臂、手腕和手部的肌肉及其运动。

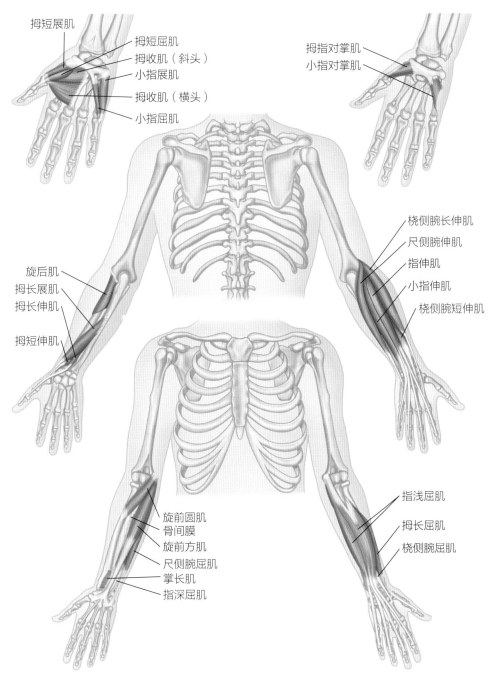

图4.4 前臂、手腕和手部上的肌肉

表4.1　前臂、手腕和手部的运动

肌肉	前臂、手腕和手部的运动						
	屈曲	伸展	旋后	旋前	外展	内收	旋转
旋前圆肌	F			F			
桡侧腕屈肌	H				H		
掌长肌	H						
尺侧腕屈肌	H				H		
指浅屈肌	P						
指深屈肌	P						
拇长屈肌	T						
旋前方肌				FH			
桡侧腕伸肌（长头和短头）		H			H		
指伸肌		P H					
小指伸肌		第5P					
尺侧腕伸肌		H				H	
旋后肌			F				
拇长展肌		T			TH		T
拇短展肌					T		T
拇收肌	T					T	
拇短屈肌	T				T		T
拇指对掌肌	T				T		T
拇短伸肌		T			H		
拇长伸肌		T					

重要性	发挥主要作用	发挥次要作用	可能发挥作用	F	H	P	T
				前臂	手	手指	拇指

　　前臂、手腕和手部肌肉单独出现活动受限的情况并不常见。表4.2总结了在这些肌肉由于活动受限而带来的影响。

表4.2　肌肉活动受限对前臂、手腕和手部动作的影响

肌肉	紧绷/活动受限的影响
旋前方肌和旋前圆肌	前臂静止时旋前幅度增加，旋后幅度减少或者变得困难。这种情况在肘部屈曲时稍有好转，因为旋前圆肌在此时缩短了
桡侧腕屈肌	手腕向桡骨侧屈曲
尺侧腕屈肌	手腕向尺骨侧屈曲
指浅屈肌	中节指骨屈曲挛缩
指深屈肌	爪状畸形，但是通常和其他肌肉问题相伴出现
桡侧腕伸肌（长头和短头）	屈曲和尺偏幅度减少，对很多日常活动造成影响
指伸肌	掌指关节过伸畸形
旋后肌	肘部屈曲时前臂旋后，影响旋前－旋后动作
拇收肌	拇指内收畸形，对捏和抓等动作产生影响

前臂肌肉紧张对体育运动及日常生活的影响

爬山

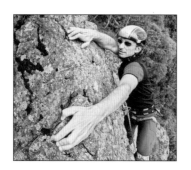

爬山对手腕和手部关节造成了一定的压力，尤其是对前臂肌肉。EMG研究展示了指浅屈肌和指深屈肌是攀爬动作最重要的肌肉，因此有受伤风险。此肌肉若出现任何活动受限都会导致疲劳期提前、无法正常抓握或引起肌肉损伤。

壁球

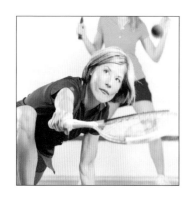

壁球的正手挥拍动作中，手腕会迅速从伸展和旋后位转变到屈曲和旋前位。针对壁球运动员的研究显示，在快速正手挥拍中，手掌在腕关节的屈曲和前臂在桡尺关节的旋前，构成了30%的肢体旋转。腕屈肌或腕伸肌若出现任何活动受限情况，都将限制必要的手腕动作的能力和速度，并带来潜在的"网球肘"和"壁球肘"风险。

打字

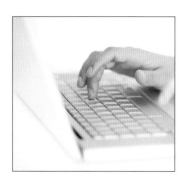

在计算机前长时间使用键盘和鼠标非常普遍。因为手腕长时间处于轻微伸展位置，因此导致腕伸肌缩短，同时指屈肌也会缩短。两者相结合可能会导致手指挛缩、抓取无力，同时在手腕处形成压迫，并增加患腕管综合征的概率。

手腕和手部软组织松解

　　不同肌肉协同工作，为抓取动作提供了力量来源，同时也使人体能做出更加精确的动作，这些肌肉很难独立分开。记录下病人的主动/被动活动范围。使用主动手腕和手指动作来确认针对哪些肌肉群参与，并一定要考虑它们的次级动作。确保屈肌和伸肌支持带都得到了治疗，因为肌腱会粘连到支持带上，并且有一些肌腱也起源于支持带。要考虑到骨间膜的情况，因为这是一个重要的连接点。

仰卧腕屈肌软组织松解（表层筋膜室 – 尺侧腕屈肌、掌长肌、桡侧腕屈肌、中层和深层指浅屈肌、指深屈肌以及拇长屈肌）

（1）手肘旋后半屈曲，用一只手在伸肌一侧轻轻抓住前臂。另一只手稍握拳，在远离手腕的方向大面积固定屈肌；让病人伸展手腕。可以用指骨进行更加具有针对性的固定，并用拇指加固，或用指节进行深层次按摩。

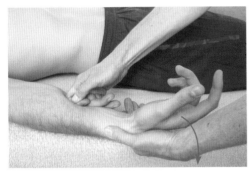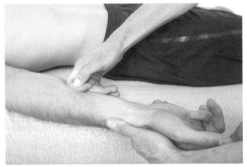

（2）肘部旋后，将手臂放置在治疗床上，手腕伸出治疗床边缘。利用手指或指关节进行深层次固定。使用拇指加固，或者用手指按压，在不同屈肌之间进行结缔组织按摩固定术。让病人伸展手腕。

- 尝试在屈肌共有肌腱处进行结缔组织按摩固定术。

仰卧腕伸肌软组织松解（桡侧腕长伸肌、桡侧腕短伸肌、尺侧腕伸肌、指总伸肌、示指伸肌、小指伸肌、拇长伸肌和拇短伸肌）

（1）肘部旋前半屈曲，用一只手在屈肌一侧轻轻抓住前臂。另一只手轻握拳，在远离手腕的方向大面积固定伸肌，让病人屈曲手腕。

（2）肘部旋前，将手臂放置在治疗床上，手腕伸出治疗床边缘，这样拉伸的范围更大。利用手指或指关节进行深层次固定。使用拇指加固，或者用手指按压，在不同伸肌之间进行结缔组织按摩固定术。

（3）使用拇指加固，通过结缔组织按摩固定术治疗伸肌共有肌腱；让病人屈曲手腕。

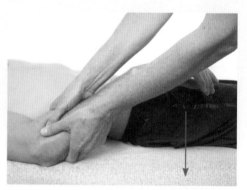

- 如果在伸肌共有肌腱处出现慢性肌腱病，要注意不要过度治疗；小心地施加固定。如果肌腱发炎严重，要避开发炎区域。

（4）双手支撑手腕并用拇指在手腕处的伸肌肌腱处固定。在肌腱和支持带之间施加固定；轻轻地屈曲手腕。

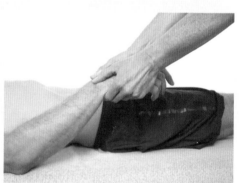

- 试着结合手腕外展（见下一章）。在孤立尺侧腕伸肌时，要靠近尺骨轴，让病人外展手腕以进行拉伸。

仰卧手腕外展肌软组织松解（桡侧腕屈肌、桡侧腕长伸肌、桡侧腕短伸肌、拇长展肌和拇短展肌）

（1）肘部屈曲，用指关节或拇指进行固定；引导病人手腕内收。

（2）肘部旋后，将手臂放置在治疗床上，手腕伸出治疗床边缘。用手指抓住外侧上髁，让病人内收手腕。

仰卧手腕内收肌软组织松解（尺侧腕屈肌和尺侧腕伸肌）

肘部伸展，用拇指固定，跨过共有屈肌肌腱进行结缔组织按摩固定术；让病人外展手腕。在肌腹处进行固定并且远离豌豆骨方向进行结缔组织按摩固定术；让病人外展手腕。

仰卧拇指屈肌软组织松解（拇短屈肌、拇指对掌肌和拇长屈肌）

在鱼际隆起处固定，以锁定拇指屈肌；让病人伸展拇指。在前臂锁定拇长屈肌，让病人伸展大拇指和手腕。

仰卧拇指伸肌软组织松解（拇长伸肌、拇短伸肌、拇长展肌）

在拇指肌腱固定后屈曲该关节。在鼻烟窝任意侧固定肌腱，让病人弯曲拇指。

仰卧拇指展肌软组织松解（拇长展肌、拇短展肌）

固定肌腱，屈曲并内收关节。

仰卧拇指对掌肌肉软组织松解（拇指对掌肌和拇短屈肌）

让病人把拇指和第五根手指彼此接触，即拇对掌。在鱼际隆起处固定，让病人张开手。

仰卧拇指收肌软组织松解（拇收肌）

让病人通过用食指去触碰拇指以内收拇指。用手指和拇指轻轻捏住病人的拇指底部的肌肉，让病人张开手（外展拇指）。

仰卧指屈肌软组织松解（指浅屈肌、指深屈肌、拇长屈肌、小指短屈肌、蚓状肌和骨间肌）

在靠近各个掌指关节处进行结缔组织按摩固定术，让病人伸展手指。

仰卧指伸肌软组织松解（指总伸肌、示指伸肌、小指伸肌、拇长伸肌和拇短伸肌）

在手背的各掌骨之间进行结缔组织按摩固定术，让病人屈曲手指。

仰卧手展肌软组织松解（骨间背侧肌、小指展肌和拇短展肌）

（1）手掌张开时，使用拇指在手背处固定。让病人内收手指。此动作可与手腕屈曲相结合以增加拉伸的程度。

（2）手掌张开时，手指稍屈曲，在小鱼际隆起处固定，让病人内收小拇指。

仰卧手收肌软组织松解（骨间掌侧肌和拇收肌）

使用拇指在手掌处固定，让病人外展手指。此动作可与手腕伸展相结合以增加拉伸的程度。

躯干：胸椎和腰骶椎

第 5 章

本书中，躯干的定义包含了胸椎、腰骶椎、胸廓以及腹部。一些大的肌肉群不可避免地会穿过躯干，并对其产生影响。我们仅仅会在这些肌肉影响躯干时讨论它们；要不然，它们在其他章节已经被作为主要内容讲解过了。例如，背阔肌就包含在了肩胛带章节。

为方便阐述，将躯干分为胸椎和腰骶椎。腰骶椎部分包含了腰椎和骶椎，以及骶髂关节和腰骶运动。躯干的结构可参考图5.1。

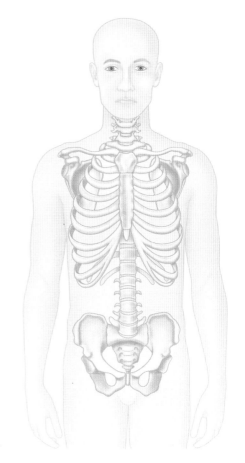

图5.1　躯干

胸椎

胸椎节段如图5.2所示。

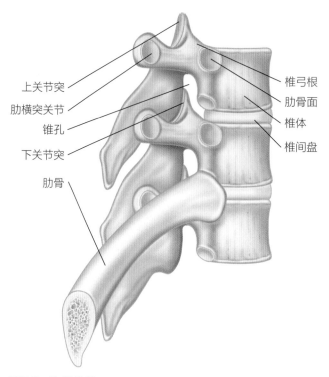

上关节突
肋横突关节
锥孔
下关节突
肋骨

椎弓根
肋骨面
椎体
椎间盘

图5.2　胸椎节段

胸椎运动

最低的椎间盘/椎体高度比例、关节面方向和肋骨附着，这三者相结合使得胸椎成为脊椎中灵活度最低的一部分。就像颈椎一样，胸椎有在躯干和整个身体动作中有可观察到的骨运动学上的动作（见图5.3），同时也有在单个关节中发生的关节运动和耦合动作。

整体可观察到的动作

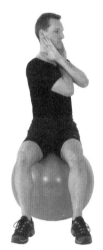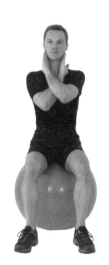

图5.3 骨运动学胸部旋转

关节面的方向在很大程度上决定了每个脊椎段可进行的动作。沿着胸椎往下，胸关节面变得越来越垂直，并且越来越接近冠状面，这就增加了身体旋转和屈曲的程度（见图5.4）。

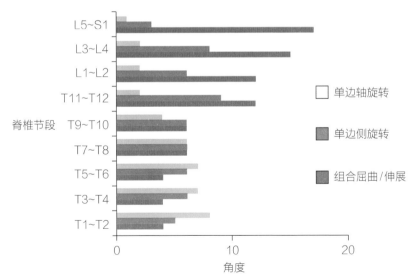

图5.4 胸椎和腰椎节段运动

胸廓运动

缺少了胸廓运动，那么关于胸椎运动的讨论就不是完整的。肋骨通过在椎体和横突上的滑膜关节与胸椎相连。除了最后两根肋骨之外，其他的肋骨环绕延伸并在前侧通过肋软骨和胸骨连接。

胸廓的主要动作与呼吸有关，称为"泵动"或者"桶把手"，这两者都是铰链类动作。"桶把手"动作代表了冠状面动作，而"泵动"代表了矢状面动作（见图5.5）。

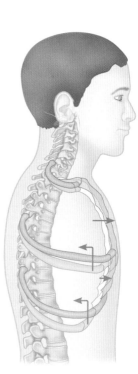

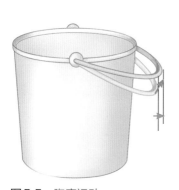

图5.5 胸廓运动

腰骶椎

　　腰骶椎由5块腰椎和由5块骶椎融合而成的骶骨组成，腰骶椎下端与尾椎相连，尾椎是脊椎的最后一节（见图5.6）。

　　骶髂关节是骶骨和髂骨的关节面之间形成的滑膜关节（见图5.7）。很多动作看起来是腰椎的动作，其实是腰骶椎动作，或者可以说是受骶椎动作影响的腰椎动作。

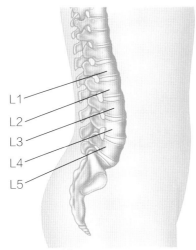

图5.6　腰椎

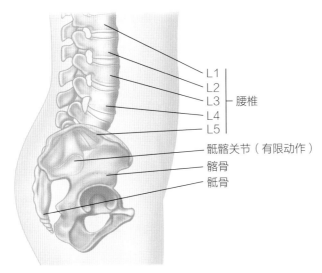

图5.7　骶髂关节

腰椎运动

从整体上或者从骨运动学上来看，腰椎的运动是屈曲、伸展、侧屈和旋转（见图5.8）。从图5.4中可看到每个节段的运动幅度。对于脊椎所有的节段来说，脊椎动作在很大程度上取决于关节面的方向。腰椎关节面是垂直的，与矢状面平行，这种结构使得腰椎可以进行屈曲和伸展的动作，但是旋转动作则受限。相对于胸椎来说，腰椎的腰间盘/椎体高度比例更高，这有利于腰椎进行上述动作。

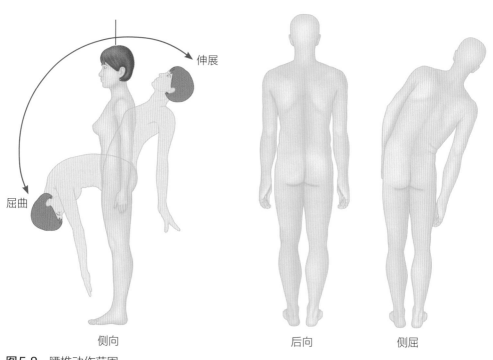

图5.8   腰椎动作范围

胸椎和腰椎耦合运动

和颈椎一样，胸椎和腰椎都展现出了耦合运动的能力（见图5.9）。然而，胸椎中的耦合运动和颈椎中的并不一致。和下颈椎相同，上胸椎在侧弯的同时，通常伴随着同侧旋转。沿脊椎向下，耦合运动愈发不一致，侧弯会与同侧及对侧屈曲同时发生。

腰椎在关节面的耦合运动幅度较小但是却很重要。腰椎前凸被认为是中立位置，尽管旋转动作受到限制，侧弯和旋转却是相互依赖的。屈曲或伸展腰椎会降低旋转或侧屈的能力，并且改变这两个动作之间的关系。

在中立位置，侧弯通常和向对侧旋转一起发生，然而对于腰椎屈曲来说，旋转和侧屈在同一个方向发生。软组织，包括肌肉、韧带和关节囊，都会影响这些动作，尤其是屈曲动作。由于关节面内关节的构造以及邻近脊椎棘突彼此之间的影响，伸展动作会受到限制。

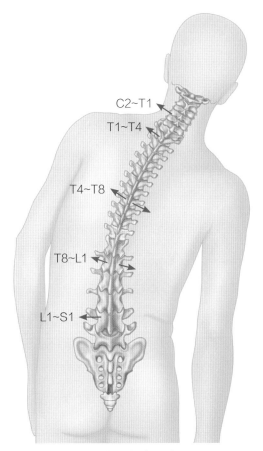

图5.9　腰椎和胸椎的耦合运动

协同的腰骶运动

一个经常被看作是测量腰椎灵活性的动作是触碰脚趾。事实上这却是一种测量腰椎骨盆节律的方式，这种节律由骶髂关节和腰椎运动共同决定。触碰脚趾的初始阶段，腰椎前凸慢慢减少，接着在髋关节发生旋转，同时骶髂关节发出细微却很关键的动作。这是一种耦合动作形式，不但很容易被腰椎中软组织的受限所干扰，还受到臀肌和腘绳肌受限的影响（见图5.10）。

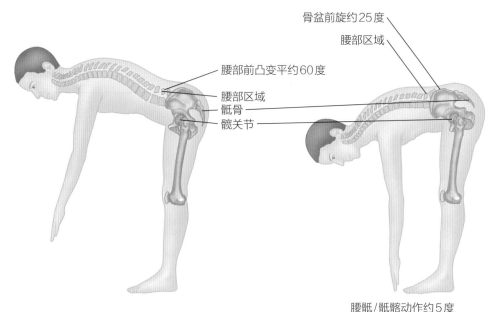

骨盆前旋约25度

腰部区域

腰部前凸变平约60度

腰部区域

骶骨

髋关节

腰骶/骶髂动作约5度

图5.10　腰骨盆运动节律

胸椎和腰椎的肌肉

影响腰椎和胸椎或者胸腔的肌肉同样也包括了肩部肌肉、腹部肌肉和骨盆肌肉，以及胸廓和腰椎的深层较小肌肉（见图5.11）。在本节中，除非特别注明，否则只讨论在胸椎和腰椎中扮演功能性角色及可以被软组织松解术直接影响的肌肉。表5.1介绍了胸椎和腰骶椎的肌肉运动情况。

胸椎和腰椎肌肉

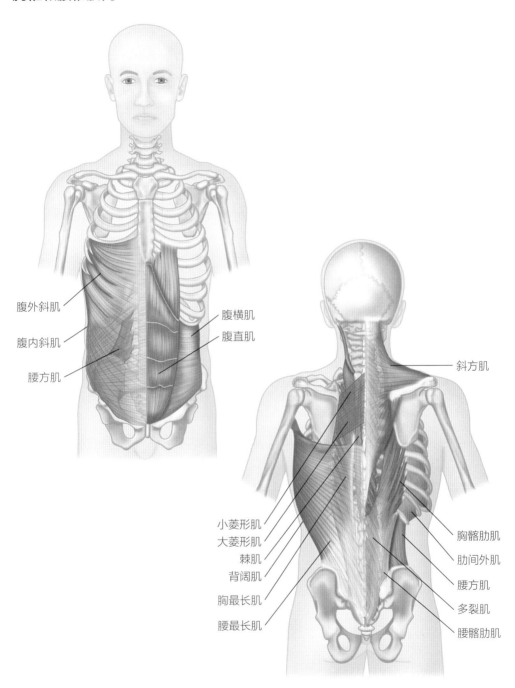

腹外斜肌

腹内斜肌

腰方肌

腹横肌

腹直肌

斜方肌

小菱形肌
大菱形肌
棘肌
背阔肌
胸最长肌
腰最长肌

胸髂肋肌

肋间外肌

腰方肌

多裂肌

腰髂肋肌

图 5.11 胸椎和腰椎的肌肉

表5.1   胸椎和腰骶椎的肌肉运动

肌肉	胸椎和腰骶椎肌肉运动			
	侧屈	屈曲	伸展	旋转
胸部				
棘肌	U		B	I-U
胸最长肌	U		B	I-U
肋间外肌				C
腰部				
腰髂肋肌			B	I-U
腰最长肌			B	I-U
腰胸部				
多裂肌				C
腰方肌				
腹内斜肌	U			I-U
腹外斜肌	U			C-U
腹直肌				
其他				
背阔肌	U	B		
斜方肌和菱形肌	U			C-U

重要性	发挥主要作用	发挥次要作用	可能发挥作用	B 双侧	U 单侧	C 对侧	I 同侧

　　胸椎和腰骶椎之间的关系非常密切，一块肌肉出现的紧绷或者活动受限可能不止对一个部位造成影响（见表5.2）。

表5.2　胸椎和腰骶椎肌肉活动受限的影响

肌肉	紧绷/活动受限的影响
胸部	
棘肌	上躯干姿态偏差，特别是出现侧屈及轻微后旋。上半身运动受限，尤其是脊椎段的屈曲和对侧旋转。脊柱侧凸
胸最长肌	胸部区域僵硬，胸椎屈曲度减少。这会造成腰骨盆运动节律整体减少，对腰最长肌也有一定影响
肋间外肌	吸气困难，"桶把手"肋骨动作减少
腰部	
腰髂肋肌	中立位站姿时，腰前凸度增加，对侧弯曲度减少
腰最长肌	可能对腰骨盆运动节律造成影响，腰部屈曲变得更困难
胸腰	
多裂肌	局部降低腰椎对侧屈曲和旋转的能力，腰骨盆运动节律减少
腰方肌	中立位同侧屈曲增加，腰骨盆运动节律减少。步态发生改变。仰卧姿势评估会发现，紧绷一侧的腿比较短
腹内斜肌	对侧躯干向后旋转和侧屈动作会受到限制
腹外斜肌	同侧躯干后旋幅度减少
腹直肌	胸腰屈曲增加，吸气和胸腰伸展变得困难
其他	
背阔肌	容易形成驼背姿态
斜方肌和菱形肌	中上胸椎同侧旋转

胸椎和腰骶椎活动受限对体育运动及日常生活的影响

曲棍球

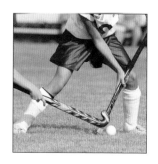

曲棍球主要以单边姿态为主，这会导致腰方肌和腹内外斜肌出现肌肉活动受限。前屈姿势会导致腹直肌缩短。如果不经常拉伸，身体在控球时的变向能力，以及为增加击球力量而产生扭矩的能力可能会下降。

跳高

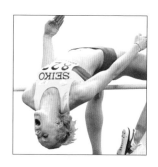

通常情况下，跳高采用的是背越式技术，这需要弧线助跑，以及越杆时身体的快速旋转。尽管大部分动力来自于上下肢，但一次成功的跳跃需要腹斜肌、腹直肌和竖脊肌的力量、柔韧性和稳定性。起跳的初始阶段同样需要强有力的腘绳肌的参与，腘绳肌会影响腰骨盆运动节律和大腿伸展的能力。这些部位若出现任何活动受限，都将会影响运动表现。

弯腰

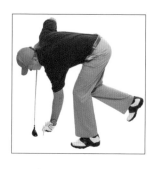

作为一个日常动作，我们理所当然地认为弯腰很简单——直到身体出现了问题。腰椎和胸椎的软组织紧绷会严重影响弯腰的动作。腘绳肌紧绷也会阻止正常的腰骨盆运动节律，并强迫腹肌更用力收缩，这可能会导致长期性的紧绷。腰椎和胸椎上的竖脊肌紧绷会影响我们人体正常的运动，需要髋过度屈曲代偿，并对腰椎造成更强的压迫。长此以往，这会限制我们的一些基本动作，包括坐在椅子上、起身。

脊椎和胸椎软组织松解

记录下病人的自然站立姿势，检查其活动范围，包括屈曲、伸展、旋转和脊柱侧屈的情况。避免在俯卧姿势下进行治疗，因为病人容易固定他的关节面；这可能会造成椎骨体压迫或腰椎前凸减少。侧卧和坐姿对治疗来说都是极佳的姿势，并且可以以一种功能性的方式打开腰椎，借此，可以最小化动作的幅度，并且针对性地恢复脊椎特定节段的正确动作。

实施系统性治疗，并考虑肌肉起止点及边界——即使很难区分不同肌肉——例如竖脊肌的不同分支。施加压力时切记要考虑到不同肌肉群的分层。横突棘肌是最深的内在层；它们可以产生动作，对维持人体姿态也很重要。要考虑到这些特定肌肉，以便在力量训练时有针对性地锻炼它们。

俯卧竖脊肌软组织松解（棘肌、最长肌、髂肋肌）

（1）对于腰椎区域，我们可以使用大面积固定，例如可以使用拳头在脊椎的任何一侧进行固定；引导病人骨盆后倾。

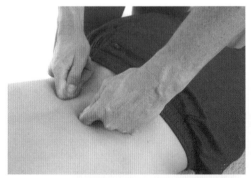

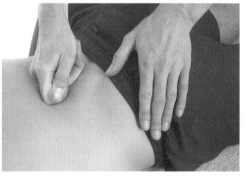

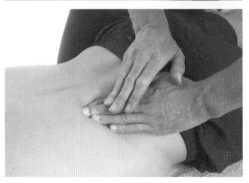

（2）逐渐过渡到更深层次的固定，使用鹰嘴、指骨、拇指或指节。在靠近脊椎椎板沟处治疗棘肌，靠近中线区域治疗最长肌，靠近竖脊肌侧"凸起"区域治疗髂肋肌。引导病人骨盆后倾。用手指钩住病人髂肋肌外侧边缘；引导病人骨盆后倾。

- 在腰部区域使用结缔组织按摩固定术可对胸腰椎筋膜进行特定治疗。

- 避免棘突受到任何压力。

（3）利用指节在腰骶连接处施加结缔组织按摩固定术；引导病人骨盆后倾。

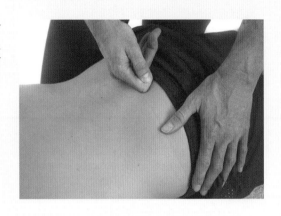

侧卧竖脊肌软组织松解

（1）用一只手稳住病人的髂骨，另一只手半握拳，向背阔肌深处和竖脊肌群浅层肌纤维固定；引导病人骨盆后倾。

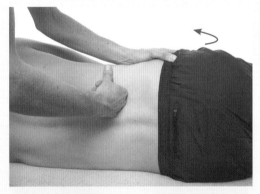

（2）使用指节过渡到更深层次的固定；在靠近脊椎椎板沟处治疗棘肌，靠近中线区域治疗最长肌，靠近竖脊肌侧"凸起"区域治疗髂肋肌；引导病人骨盆后倾。

- 必要情况下，可使用结缔组织按摩固定术松解胸腰椎筋膜。

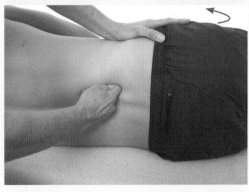

（3）针对胸椎区域，用指节固定或用拇指加固，再次突出这三条走向的肌肉：椎板沟上的棘肌，中线上的最长肌以及侧线的髂肋肌。让病人弓起背部以进入锁定。

- 尝试手指在髂肋肌周围弯曲钩住，在进行结缔组织按摩固定术时，避免把组织按到肋骨上。

- 在肩胛骨之间，缓慢地把固定点下移到斜方肌和菱形肌深处，并感受竖脊肌的垂直走向。

- 当进行多方向固定时，留意脊椎是否出现弯曲。

坐姿竖脊肌软组织松解

（1）让病人坐稳，双脚贴在地面，轻轻支撑病人的前肩。稍握拳进行固定，让病人前屈或者侧屈脊柱。

（2）过渡到用指节确认特定区域，例如靠近关节面区域。

- 要考虑到固定的方向，具体方向取决于病人的姿势。

- 使用结缔组织按摩固定术，并引导病人做一些精确、轻微的动作以针对特定的受限动作。

俯卧横突棘肌软组织松解（多裂肌、回旋肌、半棘肌）

（1）在腰椎区域锁定多裂肌。用手指或拇指加固，向远离脊椎的侧面实施固定；缓慢移动竖脊肌，并向多裂肌的密集纤维进行更深层的固定；引导病人骨盆后倾。

（2）利用结缔组织按摩固定术，直接针对骶骨上的多裂肌；引导病人骨盆后倾。

侧卧横突棘肌软组织松解（多裂肌、回旋肌、半棘肌）

（1）髂骨：利用结缔组织按摩固定术，直接针对骶骨上的多裂肌；引导病人骨盆
　　　后倾。

（2）腰椎：在腰椎上锁定多裂肌。利用指关节向远离脊椎的侧面固定；缓慢移动
　　　竖脊肌，并向多裂肌的密集纤维进行更深层次的固定。让病人骨盆后倾。

（3）胸椎：用指节缓慢下移到胸椎的椎板沟处。让病人弓起背部以进入锁定。以
　　　同样的方式固定软组织，引导病人在相同的一侧进行旋转。

- 尝试在你那一侧用肘部固定，这样可以帮助获得更深的固定。

侧卧 QL 软组织松解

　　让病人侧卧，在病人的两膝之间放一个小枕头，以帮助病人骨盆处于中立位。用拇指加固，缓慢移向腰方肌（QL）的侧边缘。确保固定点位于第十二根肋骨和骨盆之间，同时深入竖脊肌群。让病人伸展并内收髋部（以便下沉骨盆），同时外展手臂（以便上提第十二根肋骨），这样可以对QL进行较小幅度的拉伸。

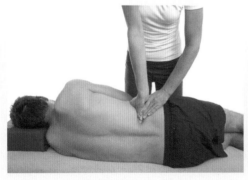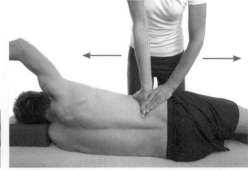

坐姿QL软组织松解

确保病人的脚紧紧地贴在地面上。站在病人身体一侧，让病人把手放在对侧膝盖上。当病人呼气时，用拇指帮助手指进行加固，缓慢针对QL的侧边缘；当病人吸气时，让他缓慢向着自己手臂的方向侧屈；当他用手将自己推回坐姿时，释放压力。

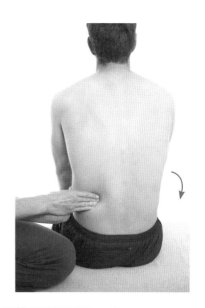

仰卧腹直肌软组织松解

（1）让病人以屈身躺的姿态仰卧在治疗床上，并让他屈曲躯干呈半坐起姿势。用手指固定腹直肌任意一侧的外侧缘，并引导固定向着耻骨方向下移。让病人向后伸展至治疗床上。

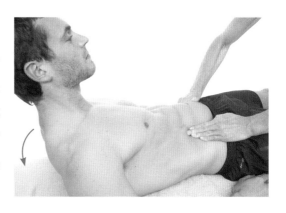

（2）用你的手指在靠近耻骨处进行结缔组织按摩固定术，将固定向两侧引导。让病人侧屈脊柱至相反一侧。

坐姿腹直肌软组织松解

站在病人身后，让病人小幅度前屈脊柱。通过弯曲手指，在肌肉稍下方实施结缔组织按摩固定术；让病人伸展脊柱，并缓慢进行过度伸展，以获得更多的拉伸。

- 尝试一次只固定一侧，并让病人向着对侧侧屈脊柱。

仰卧腹内外斜肌软组织松解

（1）在靠近下方8根肋骨的位置，将手呈杯状扣在病人的腹外斜肌上。让病人向对侧旋转躯干。轻柔地用手增加固定的压力，让病人转回治疗床上。在远离髂骨处固定，让病人转回治疗床上。

  • 固定的方向决定了松解的有效性。

（2）在腹内斜肌上固定，手指移向下3根肋骨。让病人向对侧旋转躯干。向远离腹白线、腹肌腱膜以及髂骨的方向固定。让病人向对侧旋转躯干。

坐姿腹内外斜肌软组织松解

（1）站在病人身后。双手呈杯状固定，两只手各对应一侧，远离下侧肋骨、朝向耻骨的方向固定，让病人缓慢伸展脊柱。远离下侧肋骨、朝向髂骨的方向固定，让病人伸展脊柱。

（2）站在病人的一侧。一只手的拇指和食指分开进行固定，固定的方向远离下侧肋骨、朝向骨盆，让病人向另一侧屈曲脊柱。

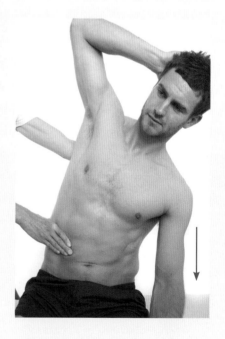

（3）远离下面的肋骨、用
　　手指向着骨盆的方向
　　固定；让病人向同侧
　　旋转以拉伸腹外斜肌。
　　远离肋骨、向着髂骨
　　的方向固定，让病人
　　向对侧旋转以拉伸腹
　　内斜肌。

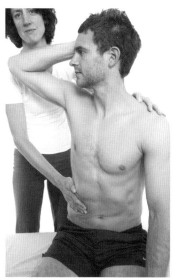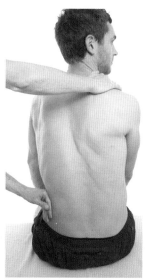

- 根据肌纤维延长的方式以及正在被治疗的腹斜肌来改变固定的方向。

仰卧横膈膜软组织松解

当病人缓慢吸气时，轻轻地用手指在病人胸腔的下边缘底部、剑突外侧钩住。保持压力并让病人缓慢呼气。

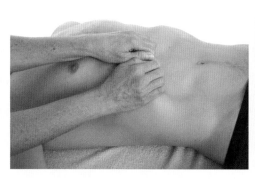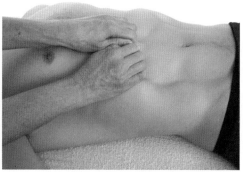

仰卧内外肋间肌软组织松解

　　确保胸大肌、胸小肌和前锯肌已经预热。利用手指缓慢地在第一肋骨间实施结缔组织按摩固定术，固定点位于锁骨下方、胸骨外侧，让病人缓慢吸气和呼气。一次移动一个肋骨间，依次实施固定并让病人继续保持缓慢吸气和呼气。

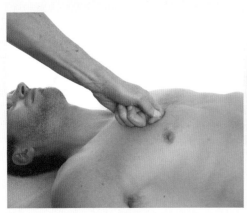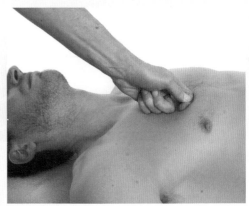

侧卧内外肋间肌软组织松解

　　对于外侧肋间肌而言，侧卧姿势更容易实施固定。用手指进行结缔组织按摩固定术，让病人吸气和呼气。尝试向腹外斜肌、前锯肌和背阔肌深处进行固定。

- 除了在前侧一小片区域只有肋间内肌之外，在其他部位想区分内外肋间肌是不可能的。所以在病人吸气和呼气时始终保持固定，同时针对内外肋间肌。

胸腰筋膜软组织松解

胸腰筋膜是一个宽阔、呈扁平钻石形状的肌腱；虽然薄但密度很大。胸腰筋膜位于后胸腔至下腰椎的浅层，并且从骶骨延伸至后髂骨上。最浅的一层位于竖脊肌的表面，有一部分背阔肌从该层筋膜上起止。中层筋膜位于竖脊肌和QL的中间。前面且最薄的那一层位于QL的深处。这3层筋膜在竖脊肌的侧边缘汇集在一起，然后延伸覆盖了腹部，形成了腹部筋膜；部分腹横肌和腹内斜肌从该筋膜上起止。

- 当治疗位于胸腰筋膜的肌肉时，使用结缔组织按摩固定术可为中下脊柱提供有效的缓解，并惠及全身。

髋部

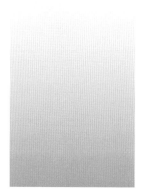

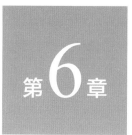

第 **6** 章

　　髋关节是一个滑膜球窝关节，也是一个非常稳定的关节（见图6.1），这是因为此关节需要抵抗下肢与地面接触时产生的巨大的压力。同时，此关节也具备了走动所需的灵活性，这是日常生活和体育活动的关键动作。髋关节可以承受很大的力，例如，滑雪时是7倍自重；跑步时是5倍自重。

　　髋关节活动受限常由于病理变化（如骨关节炎）而发生。和盂肱关节（肩部）类似，髋关节同样也有一个关节囊和盂唇，这可以提供稳定性，同时也会造成髋关节活动受限。在本节中，与本书其他内容一样，我们仅考虑肌肉和相关软组织活动受限的影响。然而，像骨关节炎这类的病变，在一定程度上是关节表面异常压力和动作模式的结果。

　　骨盆和腰椎的情况同样也影响着髋部的动作范围。因此，当我们对髋关节受限进行临床评估时，通常用开链动作测量活动范围，以检查股骨相对于骨盆的活动。在实际操作中，医生同样会用闭链动作检查动作模式，以确定髋关节的活动受限。这在检查腰骨盆运动节律时非常重要（第5章的内容），因为这样一来，骨盆、下腰背和髋关节的运动是同步的。

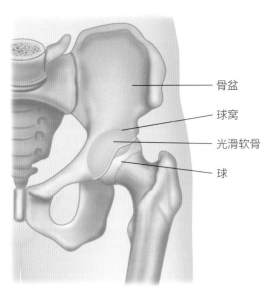

骨盆

球窝

光滑软骨

球

图6.1　髋关节

髋关节运动

开链动作范围（典型的临床评估）

"开链"意味着远端关节或肢体（脚）可以自由移动。而"闭链"意味着脚是固定的，通常发生在承重的情况下或是进行例如深蹲等动作时。髋部在闭链情况下的活动范围取决于其他关节，包括踝关节、膝关节和腰椎（见第5章关于骨盆和腰椎的内容）。表6.1给出的是髋部正常的被动活动范围，图6.2展示的是各种髋关节动作。

表6.1 髋部正常的被动活动范围

动作	范围（角度）
屈曲	130
伸展	10
外展	45
内收	30
屈曲时外旋	40
伸展时外旋	40
屈曲时内旋	50
伸展时内旋	40

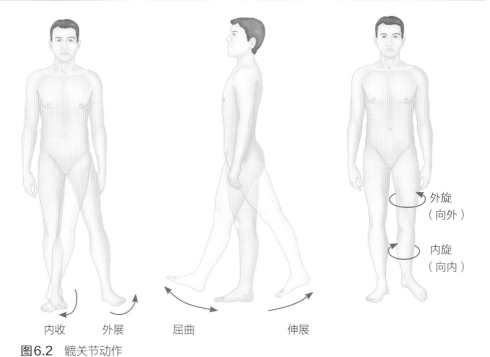

图6.2 髋关节动作

髋关节肌肉

图6.3和表6.2介绍了髋关节肌肉及其运动。表6.3介绍了髋关节肌肉活动受限的影响。

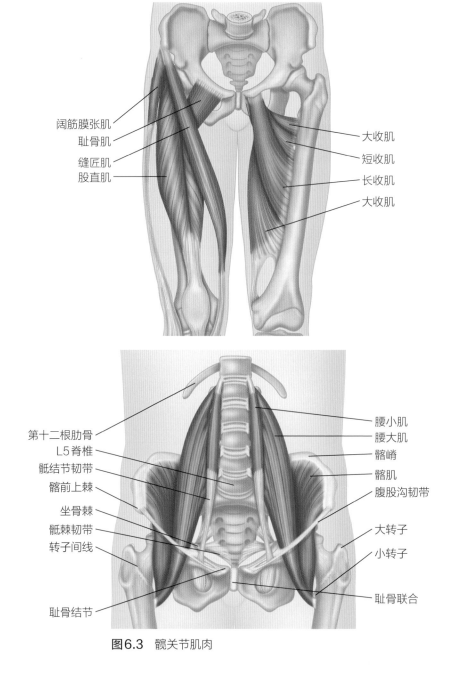

图6.3 髋关节肌肉

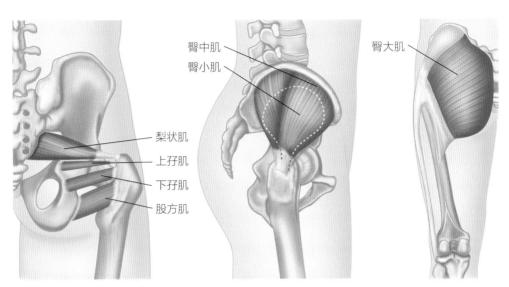

图6.3　髋关节肌肉（续）

表6.2　髋关节肌肉运动

肌肉	髋部运动					
	内旋（向内）	外旋（向外）	屈曲	伸展	外展	内收
腰大/小肌			■			
髂肌			■			
臀大肌		▨		■		
臀中肌					■	
臀小肌	▨				■	
耻骨肌						■
短收肌						■
长收肌						■
大收肌	▨		▨			■
梨状肌		■			▨	
孖肌		■				
股方肌		■				
闭孔外肌		■				
股直肌			■		▨	
缝匠肌		▨	▨		▨	
阔筋膜张肌	▨		▨		▨	

重要性	发挥主要作用	发挥次要作用	可能发挥作用

表6.3　髋关节运动中肌肉活动受限的影响

肌肉	肌肉活动受限的影响
腰肌	髋部伸展度减少，增加或有时减少腰部前凸，取决于身体姿态。身体侧屈度可能会减少
髂肌	髋部伸展度减少。增加骨盆前倾和腰椎前凸代偿
臀大肌	限制髋部屈曲、内旋。体育运动中腰椎活动的增加
臀中肌	骨盆潜在向紧绷侧倾斜。内收减少
臀小肌	骨盆潜在向紧绷侧倾斜，内收减少。内旋潜在增加
耻骨肌 短收肌 长收肌 大收肌	步伐会发生多种潜在的变化，包括剪形步态和步幅下降。髋部外展幅度减
梨状肌 孖肌 股方肌 闭孔外肌	很难检测到单个肌肉活动的受限情况，尽管梨状肌活动受限与坐骨神经痛有关
股直肌	走路时髋部伸展活动受限，可能会对外旋（注意肌肉活动受限同时会影响膝关节屈曲和髋关节伸展）产生影响
缝匠肌	髋部伸展幅度潜在减
阔筋膜张肌	髋部伸展、内收及外旋受到潜在限制（注意这些影响在膝关节动作中尤为明显）

髋部活动受限对体育运动及日常生活的影响

骑车

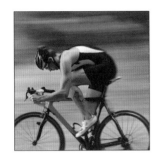

　　骑车需要用到所有的髋关节肌肉，不论是主动肌还是拮抗肌。髂腰肌活动受限将潜在地增加下腰背部疼痛，并导致腿代偿性伸展不足、下肢外旋减少。阔筋膜张肌紧绷会导致骑车效率低下，这是因为髋部、膝部和脚踝之间的协调性被破坏了。长此以往，最终会导致大粗隆滑膜炎。

滑雪

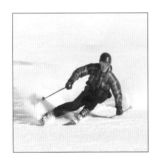

　　几乎所有的竞技式滑雪都需要高度的髋关节灵活性和稳定性。新的滑雪技术同样让以娱乐为目的的滑雪者更倾向沉迷于自由式滑雪。这项技术要求转向时一侧髋部外展并产生转向力，同时另一侧（靠上）髋部必须内收并屈曲以维持身体平衡。靠上侧髋关节和臀肌或髂胫束紧绷会影响滑雪者的滑雪动作，而靠下侧腿内收肌的紧绷将限制滑雪者下蹲至转弯动作的能力。

坐下和捡拾物体

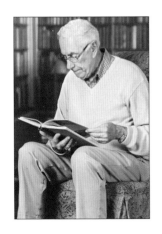

　　屈髋——对于坐在椅子上或弯腰捡东西而言是十分重要的动作——在臀部肌肉紧绷时会受到限制。这种紧绷经常会引起腰椎屈曲增加，并在捡东西时潜在增加背部疼痛。当一个人坐在一个很低且很软的椅子上时，假如他的臀部肌肉紧绷，他会发现坐下去时是直接向后跌落在椅子上，而不是有控制性地坐在椅子上。同时研究表明，坐姿不当时，正常腰椎前凸减少的同时大腿－躯干角度也会降低。这都是髋伸展肌紧绷引起的结果，通常也会伴随严重的下腰背疼痛。

髋部软组织松解

　　注意病人站立和坐姿时骨盆的姿势，通过主动运动和被动运动检查病人的髋部活动范围。

仰卧腰大肌和腰小肌软组织松解

　　让病人屈身仰卧。将手指放在肚脐眼水平面的腹直肌外侧边缘。轻柔地在病人呼气时施加压力。在触碰到腰肌之前，会感觉到很多层肌肉组织和筋膜。可以感受到当病人收缩时腰肌缩短（让病人屈曲髋部）。一旦确定位置，让病人放松，通过伸直大腿缓慢伸展髋部。全程保持病人的脚后跟在治疗床上。

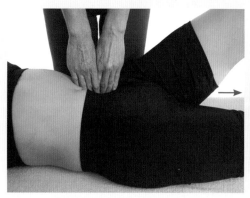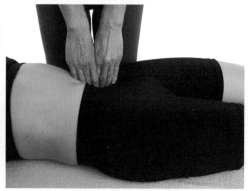

- 速度不要过快，如果病人感觉到腹部有任何的疼痛，切记不要进一步下压。通常肌肉会出现紧绷，尤其是筋膜，此时手要按压得稍浅一些并维持在该程度上进行治疗，而不是进一步下压。

- 如果没有把握，要避免全部肌肉一起松解，转移至髂肌和髂腰肌肌腱。

仰卧髂肌软组织松解

　　让病人屈身躺下。从髂前上棘（ASIS）侧面开始，缓慢滑动手指至髂肌上。尽可能地把手指靠近髂骨内侧。让病人缓慢伸展髋部。

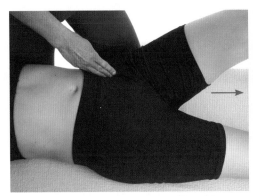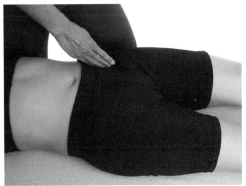

- 如果此处出现了任何紧绷，可以只用手钩住髂骨嵴进行松解，而非将手指深入髂骨内侧。在此处进行拉伸。如果稍后在对侧进行软组织松解的话，初始一侧通常这时已经很好地放松了，因此可以（在对侧）进行更深层次的固定。

侧卧髂肌软组织松解

　　让病人侧卧，轻柔地将手指弯扣至髂肌内。让病人伸展髋部。

- 确保骨盆在髋部伸展时保持中立位。

侧卧股直肌、缝匠肌和阔筋膜张肌软组织松解

（1）站在病人身后，用手臂支撑病人屈曲的膝关节。用手指进行固定，固定方向远离髂前上棘，朝向缝匠肌起点处。伸展髋部或者让病人主动伸展以进行软组织松解。让病人伸展髋部。

（2）用手指钩住并向远离髂前下棘方向施加压力，让病人伸展髋部。

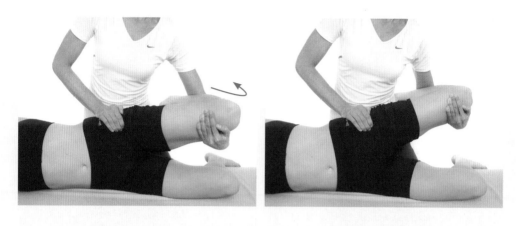

- 这个区域敏感怕痒，因此在此区域进行固定时动作要果断，但也不要太急。

- 让病人骨盆后倾，以获得更加精准的拉伸。

（3）要松解阔筋膜张肌，站在病人身后，用肘部固定，双手握住以正确引导压力。让病人伸展髋部。

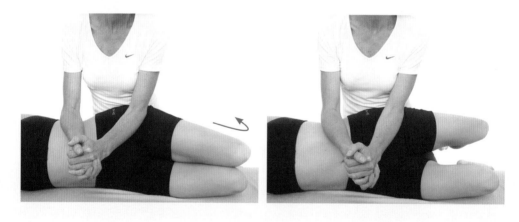

- 此处的肌筋膜密度特别高，因此使用结缔组织按摩固定术可以产生很好的松解作用。施加压力，保持深度，将固定点向自己身体的方向侧向移动。让病人伸长身体。

仰卧股直肌、缝匠肌和阔筋膜张肌软组织松解

（1）在肌肉深处向下方进行固定，固定方向远离髂前下棘。在股直肌和缝匠肌下方进行固定，侧向远离髂前上棘和阔筋膜张肌。引导病人骨盆后倾。

（2）拇指加固在股直肌肌腱上进行结缔组织按摩固定术，让病人沿着治疗床伸直大腿以伸展髋部。

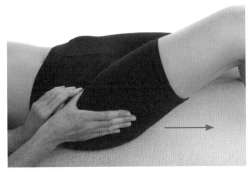 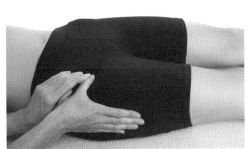

（3）站在治疗床的另一侧，把自己的膝部放在病人最近的髋部外侧。在病人上方倾斜身体，手指钩住对侧的阔筋膜张肌，然后轻柔地把对结缔组织的固定从外侧拉向内侧。让病人外旋髋部。

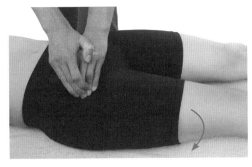 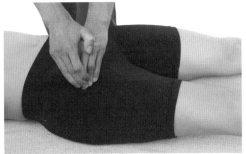

俯卧臀大肌软组织松解

（1）病人膝关节屈曲至90度，轻抓脚踝。用手掌跟、拳头或肘部在臀大肌上进行固定；将髋部移动至内旋。先向远离髂骨的方向固定；再向远离耻骨的方向固定；然后在肌腹处固定。随着肌肉的放松缓慢地施加压力。将髋部移动至内旋。

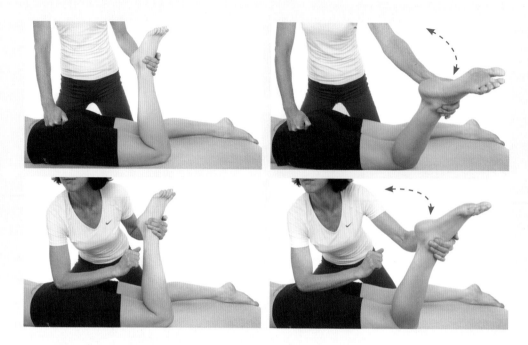

（2）被动软组织松解很容易进行，并且效率很高，但是主动软组织松解对密度特
别高的组织很有效。被动软组织松解对活动范围下降的病人（在一个舒适的
活动范围内进行治疗）来说同样是有益的。进行固定，让病人内旋髋部。可
能有必要将一只手放在病人脚踝外侧，以引导其做出正确的动作。

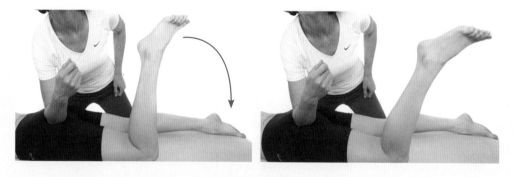

- 在髂骨和耻骨连接处进行结缔组织按摩固定术。

- 在治疗之前比较身体两侧内旋活动范围。

- 避免将病人的腿移动得太远，否则会对膝关节内侧造成巨大压力。骨盆应
保持在中立位。

侧卧臀大肌软组织松解

（1）让病人侧卧，双膝并拢并屈曲。进行固定并让病人屈曲髋部。先向远离髂骨的方向固定，再向远离骶骨的方向固定。

（2）在臀大肌嵌入臀线的位置，拇指发力，钩住肌肉下方。

- 这个治疗方法如果和下腰背软组织松解配合进行，效果会更好。

俯卧臀中肌和臀小肌软组织松解

膝关节屈曲至90度，轻握脚踝。利用手肘或拳头在臀中肌上进行固定。将髋部移动至外旋。逐渐加深固定，渗透臀中肌，以影响臀小肌。为治疗臀中肌的后部肌纤维，施加固定并将髋部移动至内旋。

- 此处肌肉通常活动受限，同时筋膜紧绷并引发不适，而结缔组织按摩固定术可以有效缓解这些症状。一次好的松解也会提高力量训练的效果。

侧卧臀中肌和臀小肌以及阔筋膜张肌软组织松解

（1）让病人侧卧，尽可能地往治疗床边缘伸展。抬起病人屈曲的上侧腿，支撑膝部，然后外展以缩短肌肉。利用手根部进行固定，或者用2~3个指节进行更深层次的固定。缓慢放下大腿以内收髋部。

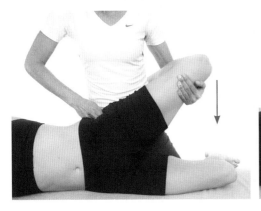
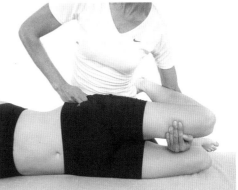

（2）让病人侧卧，双膝并拢并屈曲。让病人在脚踝并拢的同时抬起一条腿的膝部。然后在缩短的臀中肌上进行固定，让病人缓慢放下膝部，以内收髋部。在臀小肌上进行更深层次的固定。

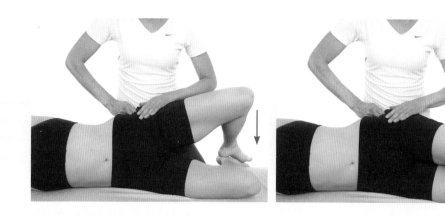

（3）为治疗阔筋膜张肌，让病人在保持脚踝并拢的同时抬起膝部，用手指或手肘固定阔筋膜张肌。让病人向下放回膝部以内收髋部，或者让病人屈曲髋部。

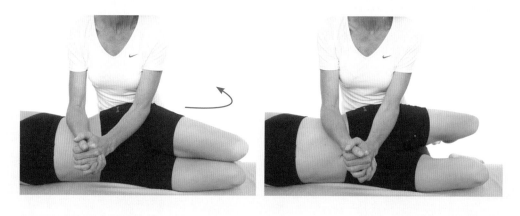

- 结缔组织按摩固定术在此处可以提供最有效的松解，因为这些肌肉在身体稳定性中扮演的角色，筋膜通常会变厚；另外，这些肌肉将汇入一条厚厚的结缔组织带：髂胫束（ITB）。

俯卧深层外旋肌软组织松解

（1）确保臀大肌处于放松状态且已经预热。膝关节屈曲至90度，轻抓脚踝。用手肘深度施加压力，缓慢渗透过臀大肌，并作用于梨状肌肌腹（在耻骨中部和大转子之间）。保持这种压力，移动髋关节至内旋。

（2）膝关节屈曲至90度，轻抓脚踝。利用手指锁定股方肌（在大转子和坐骨结节之间）。移动髋关节至内旋。

- 可以进行主动软组织松解，但因为没有参考点，很多治疗师觉得这很困难。尝试将你的手放在病人外踝上，以引导必要的动作。

侧卧深层外旋肌软组织松解

（1）让病人侧卧，双膝并拢并屈曲。缓慢地在梨状肌上进行固定。让病人抬起脚踝以内旋。

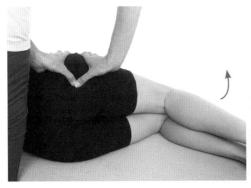 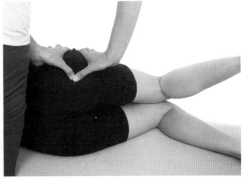

（2）在大转子附近进行固定，每次都要让病人抬起脚踝。这能影响到所有的外旋肌，同时固定方向要朝向骨盆和坐骨。

- 相较于俯卧姿势，这种松解在侧卧姿势可以做到更精准、更容易。进行主动软组织松解也会更容易。

- 松解大转子周围的软组织对骨盆整体运动有着巨大的影响。

仰卧腘绳肌软组织松解

（1）病人仰卧，髋部屈曲，小腿靠在你的肩膀上。用手指或拇指加固进行固定，固定方向远离腘绳肌起止点。用你的肩部缓慢移动病人的大腿，以屈曲病人的髋部。在腘绳肌起止点进行结缔组织按摩固定术。

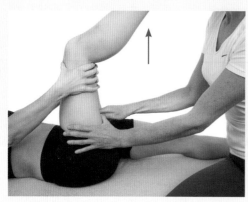 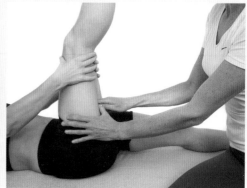

（2）在同一位置，让病人抓住膝关节后部。向远离腘绳肌起止点的方向进行固定。让病人向前拉膝关节以屈曲髋部。

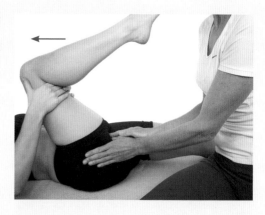

侧卧腘绳肌软组织松解

让病人侧卧，双膝并拢并屈曲。用手指或拇指发力进行固定，固定方向远离腘绳肌起止点。让病人屈曲髋部。施加固定，方向远离坐骨。要想获得更大幅度的拉伸，可以让病人屈曲髋部并伸展膝关节。

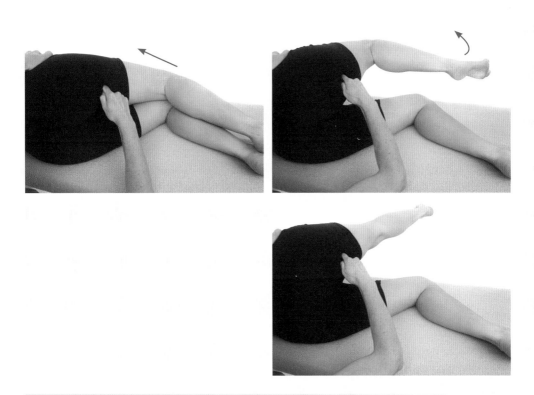

仰卧内收肌软组织松解

（1）治疗师坐在治疗床上，病人膝部屈曲，髋部外旋。治疗师用手支撑病人的膝部，并向远离耻骨的方向施加固定。在进行主动软组织松解时，可轻放病人膝部以外展髋部，或者让病人把膝部往你手里推。

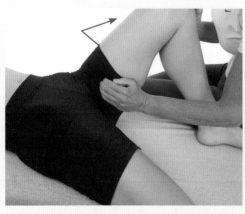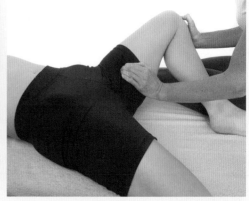

（2）把你的大腿放在病人膝关节的下面，靠近腘绳肌起止点进行结缔组织按摩固定术。让病人外展大腿。

（3）让病人在治疗床末端仰卧，病人的膝部超出治疗床的边缘并屈曲。抬起病人的一条腿，将其脚踝放在你的髋部位置上。用手指进行固定，固定方向要远离耻骨，同时引导病人外展髋部。在病人可以移动至髋屈曲的情况下，这个姿势对于治疗大收肌很有作用。

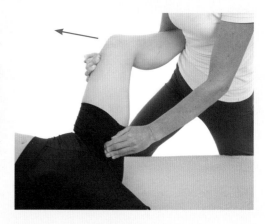

- 此区域易痒且敏感。确保你在病人舒适的活动范围内进行治疗。

- 如果病人的内收肌很紧、很短，那么在固定之前要先内收。

- 尝试用对侧腿钩住治疗床另一侧的边缘，以维持骨盆处于中立位。

站立内收肌软组织松解

确保病人稳定站立，双脚距离比肩稍宽。蹲在病人腿部外侧，用手指向病人大腿内侧往下固定，固定方向远离耻骨，朝向长收肌肌纤维。让病人屈曲对侧膝关节以开始拉伸该处肌肉。

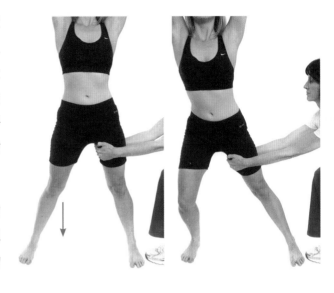

- 这是一种非常有效的动态松解，也是可以在体育比赛中使用的有用技术。

站立大收肌和腘绳肌软组织松解

确保病人稳定站立。病人一只脚向前，另外一只脚呈45度姿势。治疗师蹲在病人腿部后侧，用一只手在大腿内侧往下固定，固定方向远离坐骨，向着腘绳肌和大收肌肌纤维。让病人屈曲对侧膝关节以开始拉伸该处肌肉。改变脚的位置可以影响拉伸所针对的肌肉。

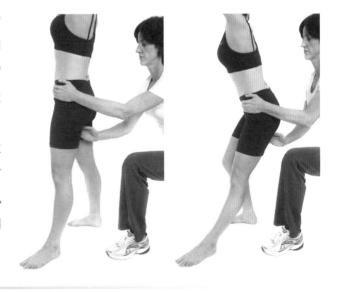

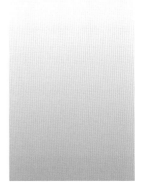

膝部

作为下肢的一部分，膝部与髋部和脚踝共享许多肌肉，因此在临床检查中膝部应当作为该运动链的一部分。当一块共有肌肉出现受限时，其对膝部的影响相较于髋部或脚踝是截然不同的。

膝关节是胫股关节，但是在本书中，我们将讨论膝关节复合体（见图7.1），这包含了下列关节：

- 胫股关节
- 髌股关节
- 近端胫腓关节

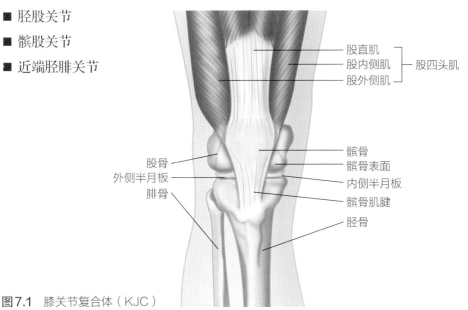

股直肌 ⎫
股内侧肌 ⎬ 股四头肌
股外侧肌 ⎭

股骨
外侧半月板
腓骨

髌骨
髌骨表面
内侧半月板
髌骨肌腱
胫骨

图7.1 膝关节复合体（KJC）

在体育运动和日常活动中跌倒、滑倒时，膝关节复合体是最常见的受伤关节之一，部分原因是膝关节复合体在移动中扮演了重要角色，而且和髋关节相比稳定性较差。膝关节复合体是人体最复杂的关节，人在水平面行走时，经过关节的峰值力超过自身体重的3倍。

膝关节复合体运动

胫股关节

通常胫股关节被视为只能进行屈曲和伸展的简单铰链关节。但因为股骨内外侧髁形状的差异、半月板、Q角和肌肉结构的原因，胫股关节在骨运动学和关节运动学上远非简单的铰链关节所能比的。

通过在开链情况下观察胫骨相较于股骨的运动，可以对胫股关节的活动度做出基本评估。图7.2展示了膝关节活动范围。

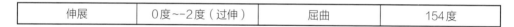

伸展	0度~-2度（过伸）	屈曲	154度

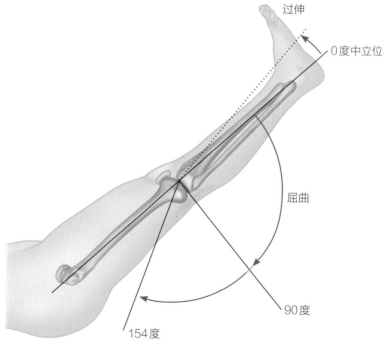

图7.2　膝关节活动范围

在日常生活中，膝关节活动经常被视为双脚固定、股骨相对于胫骨移动的闭链动作——例如深蹲或者在椅子上坐下（见图7.3）。这些情况下的膝关节活动，与踝关节和髋关节活动有非常密切的联系。

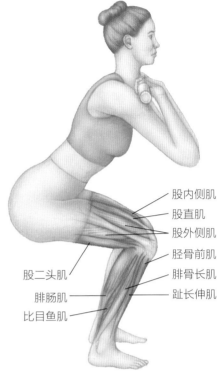

股内侧肌

股直肌

股外侧肌

胫骨前肌

腓骨长肌

股二头肌

趾长伸肌

腓肠肌

比目鱼肌

图7.3　闭链膝关节运动

胫骨和股骨的三维评估展示了屈曲始于股骨外旋，同时伴随着股骨沿着所有方向轴的滚动和平移（滑动）。因此胫股关节具有6个自由度（见表7.1）。

表7.1　胫股运动

	股骨动作		胫骨动作	
	滚动	旋转	滚动	旋转
屈曲	向后	外旋	向后	内旋
伸展	向前	内旋	向前	外旋

具体的股骨前后滑动幅度还有待商榷，其值可能微乎其微，也可能高达2厘米，具体情况因人而异。但关键是不论滑动幅度多少，这个动作都是必要的。前后滑动范围受到十字韧带的限制，而内外侧滑动受限于关节形状、半月板、韧带以及其他软组织（参见图7.4和图7.5）。

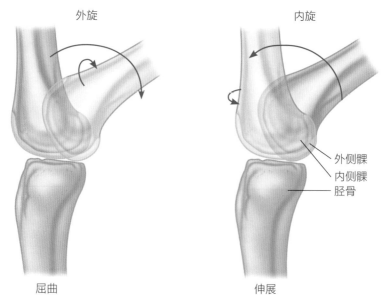

图7.4　股骨在胫骨上的屈曲——在滚动的同时前滑

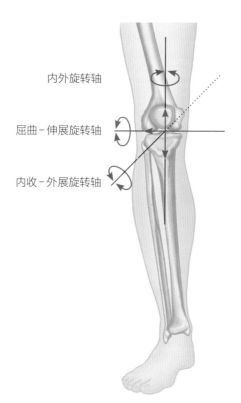

图7.5　膝关节的旋转和滑动

锁扣机制

　　为了在行走时保持稳定并在直立时解除股四头肌激活，膝关节具有一个被称为"锁扣机制"的独特动作。在膝关节主动或被动伸展中，当它从完全伸展到20度屈曲时，旋转会发生在胫骨和股骨之间。胫骨会在摆腿阶段内旋，而在站立阶段外旋；这个动作会结合十字韧带的绷紧。

　　膝关节屈曲时，很难测量内外旋的具体度数，估计在12~80度，而当膝关节在完全伸展时则不存在旋转。在行走时，旋转度估计在8~15度。内旋发生在站立阶段，外旋发生在摆腿阶段。

髌股关节

　　髌股关节由髌骨和股骨相连组成。髌骨下侧由两个关节面和一个中心嵴组成，并在由股骨髁组成的沟槽之间滑动。尽管它只有滑动和旋转这两个关键的动作，但是它的运动对胫股运动至关重要。图7.6展示了髌骨的运动。

　　髌骨可以进行远端–近端和内–外侧滑动。它在膝关节屈曲时向远端移动，并在屈曲开始时伴随着有限的内侧平移。一些专家估计远端滑动的距离大约是7厘米。

　　髌骨旋转不是很清楚，但共识是，髌骨可以绕着内–外侧轴和前–后轴旋转。

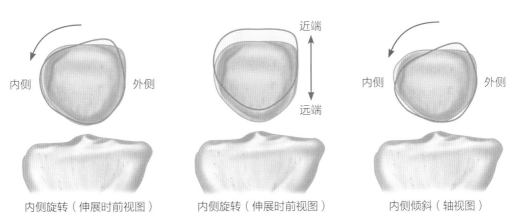

内侧旋转（伸展时前视图）　　　内侧旋转（伸展时前视图）　　　内侧倾斜（轴视图）

图7.6　髌骨运动

近端胫腓关节

膝关节的屈曲和伸展伴随着胫骨旋转。为了使胫骨内外旋转，胫骨和腓骨之间会发生一系列动作：前后平移、上下平移和旋转。这些都是耦合动作并取决于膝关节和踝关节的位置。对于量化该动作的研究十分有限，并且如果该处动作受到影响，治疗者应假定整个膝关节复合体也受到了影响。

膝关节肌肉

图7.7和表7.2介绍了膝关节肌肉及其运动。表7.3介绍了肌肉活动受限对膝关节的影响。

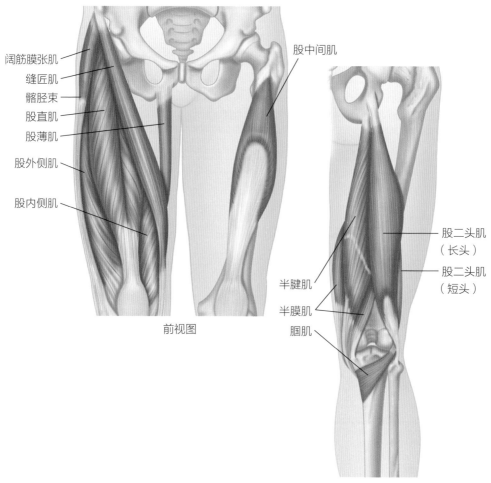

阔筋膜张肌
缝匠肌
髂胫束
股直肌
股薄肌
股外侧肌
股内侧肌

股中间肌

前视图

股二头肌
（长头）
股二头肌
（短头）

半腱肌
半膜肌
腘肌

后视图

图7.7　膝关节肌肉

表 7.2 膝关节运动

肌肉	膝关节运动			
	内旋（内侧）	外旋（外侧）	屈曲	伸展
股四头肌				
股直肌				
股外侧肌				▓
股中间肌				▓
股内侧肌				▓
腘绳肌				
半膜肌	膝关节，胫骨		▓	
半腱肌	膝关节，胫骨		▓	
股二头肌		膝关节，腓骨/胫骨	▓	
其他				
腘肌	胫骨			
缝匠肌	▓			
股薄肌	▓			
阔筋膜张肌		▓		
				▓

重要性	发挥主要作用	发挥次要作用	可能发挥作用

表 7.3 肌肉活动受限时对膝关节的影响

肌肉	活动受限的影响
股四头肌：股直肌	引起"膝屈曲和髋伸展"组合动作受限的一个常见问题。潜在增加骨盆倾斜，并代偿性增加腰椎伸展。影响步态和步幅。在膝屈曲时增加髌骨在股骨髁上的压力，并改变髌骨的运动
股四头肌：股外侧肌、股内侧肌、股中间肌	不常见，但是每块肌肉都会在膝屈曲时增加髌骨压力，改变髌股关节运动，且无论髋处于何种位置均限制膝屈曲
腘绳肌：股二头肌、半腱肌、半膜肌	组成腘绳肌的每块肌肉都是同时跨髋部和膝部的双关节肌肉。任何受限都会影响膝伸展，髋屈曲时更是如此。半腱肌和半膜肌出现单独紧绷会改变膝旋转。股二头肌与腓骨头有直接连接，因此如果出现活动受限将影响胫腓运动。腘绳肌在坐骨结节的嵌入点意味着任何的紧绷都可能限制腰椎 – 骨盆运动，这最终会影响骶髂关节。以上全部情形都会影响移动能力及在大多数体育运动中的运动表现
腘肌	会潜在限制胫骨外旋，或增加小腿在大腿上内旋，最终影响锁扣机制和膝关节的整体功能
股薄肌	紧绷会造成膝关节的轻微屈曲收缩和内旋。独立股薄肌活动受限对膝关节的影响的研究有限，但是该肌肉很有可能和其他肌肉一起出现问题
缝匠肌	对此肌肉的研究有限
阔筋膜张肌/髂胫束（ITB）	影响髋部和膝关节组合运动，通过它与髂胫束和网状组织的连接，会造成膝关节外侧及前侧疼痛。可以引起膝伸展困难及外侧髌骨轨迹问题

膝关节肌肉活动受限对体育运动及日常生活的影响

跑步

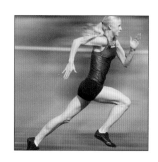

假设脚和脚踝功能正常，腘绳肌的紧绷可能引起膝伸展受限，从而降低步幅，或者增加膝伸展所需的力量（来自股四头肌）。半膜肌或半腱肌出现活动受限，将影响下肢在股骨上旋转时的稳定性以及奔跑时双脚的落位。所有这些都将降低跑步的效率，无论是冲刺跑还是长跑，并出现在许多伤病情况中。一项研究显示，腘绳肌伸展度的增加可能通过使胫骨更大幅度地外旋提高足跟落地时膝伸展肌的效率，并在膝最大屈曲时降低胫骨内旋的幅度，保护ACL（前交叉韧带）。

赛艇

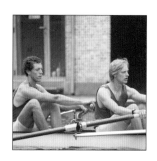

赛艇运动员常见的一个问题是髌骨软化症，或者髌骨软骨下侧磨损。赛艇需要膝关节完全屈曲和股四头肌参与的用力伸展。相关研究测量得出，伸展时膝关节的接触力达到了4100牛顿，相当于6倍自重。股四头肌出现任何活动受限都将影响赛艇运动员完全屈曲膝关节的能力，并将增加关节接触压力，将髌骨下推至股骨髁，从而引起或加重髌骨软化症。

行走

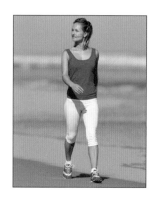

我们想当然地认为日常行走是轻而易举的事，直到我们的身体出现了问题。股四头肌和腘绳肌的活动受限可以影响我们走路的方式，以及完成这个动作的难易程度。股四头肌的活动受限将降低膝关节屈曲的能力，这会使跨过障碍变得困难，并要求更多的髋屈曲。腘绳肌活动受限会缩短步幅，使快走变得困难，并消耗更多的能量。对于肌肉力量较弱的老年人来说，这可能会加剧肌肉的衰弱。

膝关节软组织松解

记录下病人的站立姿势。检查病人的主动及被动活动范围，包括屈曲、伸展和旋转的动作。检查站立式半蹲，确保膝关节在第二个脚趾上方屈曲。

坐姿股四头肌（和阔筋膜张肌）软组织松解

（1）让病人坐在治疗床末端。使用大面积固定，例如半握拳，以便在股四头肌上施加压力；让病人在治疗床下屈曲膝关节。另一种方法是从腿部完全伸展姿态开始，以获得更完整的活动范围。

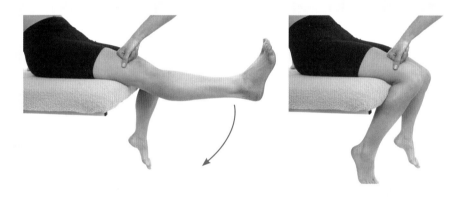

- 确保膝关节后方与治疗床边缘没有磕碰。

（2）用手指在股直肌和股外侧肌边缘，以及股直肌和股中间肌之间进行固定。要想找到股中间肌，缓缓地从股直肌移到一侧即可。让病人在治疗床下屈曲膝关节。

（3）要想更大幅度地拉伸股直肌，让病人靠后躺坐于治疗床上，一条腿的膝关节置于治疗床末端上方，另一侧大腿抬起，足部放在治疗床上以防止腰椎过度前凸。在股直肌深处实施固定，让病人屈曲膝关节。

（4）用拇指帮助其他手指加固，轻柔地在股直肌起止点肌腱上进行固定，让病人屈曲膝关节。

（5）轻握拳并进行结缔组织按摩固定术以下压并推动阔筋膜张肌，让病人在治疗床下方屈曲膝关节。

仰卧股四头肌软组织松解

（1）让病人仰卧，髋部轻微屈曲，在病人膝关节下放置一个支撑物。握住其脚踝，伸展其膝关节，固定其股四头肌，固定方向远离髌骨；屈曲其膝关节。

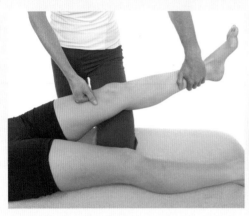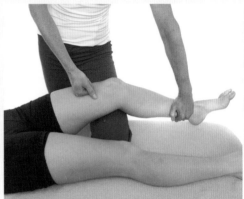

（2）通过在伸展位置固定并让病人屈曲膝关节，可以主动完成该松解过程。固定方向远离髌骨；定位在股骨肌肉的边缘处。

（3）轻抓"泪珠"，也就是股内侧肌，然后移动至结缔组织按摩固定，这样可以区分股直肌和缝匠肌的边缘。在内边缘时要小心谨慎，因为此处肌肉很敏感。

- 即使膝关节仅有最小幅度地屈曲，熟练应用固定技术也可以提供效果显著的松解。

仰卧前膝软组织松解

（1）用手指在内外侧髌韧带上进行结缔组织按摩固定术；在靠近髌骨处固定，并将软组织侧向移动几厘米，保持同样的压力。让病人屈曲膝关节。

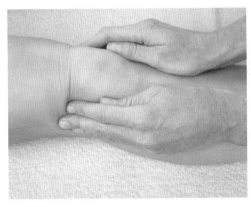 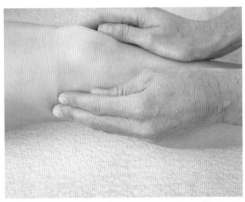

（2）用指节在髌骨肌腱上进行结缔组织按摩固定术，实施固定并将指节侧向移动约1厘米。让病人屈曲膝关节。

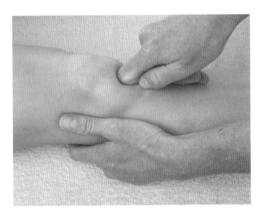

侧卧股四头肌软组织松解——释放髂胫束

（1）半握拳在股外侧肌远端进行固定，让病人屈曲膝关节，慢慢地收缩整条肌肉。

（2）进行结缔组织按摩固定术，用两个拇指加固，慢慢地深入到股外侧肌和髂胫束前表面的边缘之间。让病人屈曲膝关节。以同样的方式在髂胫束后方进行固定。将手指弯扣至髂胫束下方以触碰到股外侧肌，并让病人屈曲膝关节。

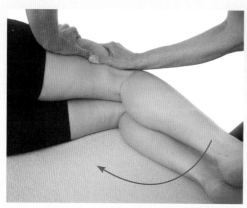 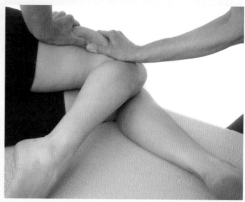

- 这对于分离股外侧肌和髂胫束边缘来说是较为理想的方式，并且能够协助缓解髂胫束摩擦症状（见膝外侧软组织松解部分）。

- 缓解紧绷和活动受限的症状，尤其是外侧筋膜室，能够帮助纠正错误的髌骨轨迹情况。

膝关节承重情况下软组织松解

（1）病人站立，用手指固定，深入到内侧和外侧髌韧带。让病人膝关节少许屈曲，进入半蹲姿势。

- 这是协助髌骨重新学习轨迹的有效办法，无论该功能出现了什么问题。

（2）用拇指加固，在股四头肌上进行固定，从髌骨上侧逐渐向上，让病人屈曲至半蹲姿势。

（3）病人站立，膝关节呈半蹲姿势。轻抓病人股二头肌肌腱，随后让病人站立，必要时在伸展期间可引导病人内旋。抓住病人鹅足让其站立，必要时引导病人外旋膝关节。

俯卧腘绳肌软组织松解

（1）屈曲膝关节，抓住脚踝。用手掌跟或半握拳固定住腘绳肌，然后伸展膝关节。

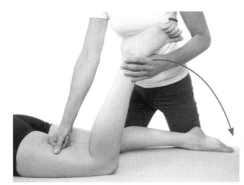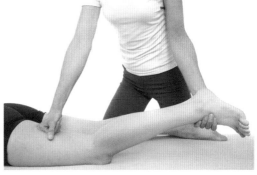

（2）用主动软组织松解可有效完成此动作。在肌腹上固定。手指在股二头肌、半腱肌和半膜肌边缘固定，让病人伸展膝关节。在肌腹上用指关节或拇指帮助加固。

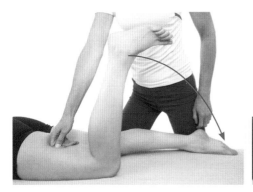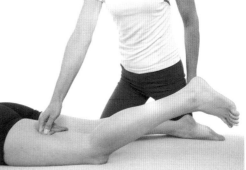

俯卧后膝（腘绳肌和鹅足）软组织松解

（1）膝关节屈曲，抓住股二头肌肌腱并缓慢伸展膝关节。若想要额外的伸展，可增加膝关节内旋。确保固定点靠近腓骨连接处。

（2）膝关节屈曲，固定位于半腱肌和股薄肌的肌腱之间的半膜肌，然后伸展膝关节。若想要额外的运动，可在伸展期间增加膝关节内旋。

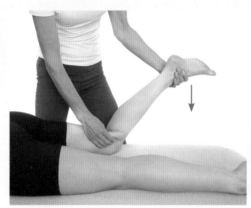 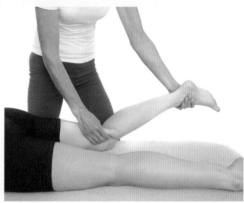

（3）膝关节屈曲，手指在半腱肌上进行结缔组织按摩固定术。在此肌腱内侧的是股薄肌，股薄肌内侧的是缝匠肌。在每次固定后伸展膝关节。这3处肌肉在鹅足处融合，这就能够在病人伸展膝关节时很容易地抓住鹅足。

- 主动软组织松解有助于找到并区分这些肌腱。如果病人感到不舒服，尝试在病人做这些主动动作期间支撑病人的大腿。

俯卧后膝（腓肠肌、腘肌和跖肌）软组织松解

（1）抓住脚踝和半屈的膝关节。轻抓腓肠肌起始点，它位于腘绳肌肌腱之间，缓慢伸展膝关节。

（2）确保腓肠肌和比目鱼肌被松解了。膝关节屈曲，手指缓慢深入腓肠肌内侧头并在腘肌进行固定，伸展膝关节。

（3）轻抓脚踝并半屈膝关节。在腓肠肌肌束之间，用手指深入跖肌进行固定，伸展膝关节。

- 后膝很敏感，尤其是在腓肠肌内侧头周围，因此进行固定时动作要缓慢。

侧卧腘绳肌软组织松解

在固定另一侧大腿、确保不发生臀部运动的同时，用手指固定住腘绳肌。让病人伸展膝关节。

- 在这个位置固定对于过紧的腘绳肌更有帮助。

侧卧膝关节软组织松解

（1）外侧膝：病人侧卧，上面那条腿的膝关节在支撑物上半屈曲，然后位于下方的那条腿的髋部伸展但膝关节仍保持半屈曲。抓住股二头肌的肌腱，让病人伸展膝关节。利用结缔组织按摩固定术跨过腓骨进行固定，让病人微微伸展膝关节。用拇指加固，固定住病人的腓肠肌外侧头，并让他伸展膝关节。抓住任意一侧的髂胫束并让病人屈曲膝关节。

（2）内侧膝：和上述的姿势相同，对下方膝关节的内侧进行触诊。轻抓鹅足肌腱并让病人伸展膝关节。用结缔组织按摩固定术在胫骨近端内侧骨面上进行固定，让病人微微伸展膝关节。在股中间肌内侧进行固定，然后深入至缝匠肌。在其他内侧肌腱之间进行固定，在这些肌腱上的固定点要位于这些肌肉汇入鹅足处的前方位置，然后让病人伸展膝关节。

仰卧膝后侧软组织松解

当膝关节稍弯时，用手指钩住膝下方的内侧及外侧肌腱。可让病人的膝关节被动伸直，或让病人通过将腿往手指上推来缓慢主动伸展关节。

- 小心地施加固定可以帮助你区分并分离这些肌腱。

仰卧腘绳肌软组织松解

病人仰卧，髋部屈曲，大腿垂直于地面。将病人的小腿放在你的肩膀上，施加固定后让病人在舒适的范围内缓慢伸展膝关节。根据腘绳肌的放松程度以及固定点和肌嵌入点的距离，有多种固定方式可供选择。

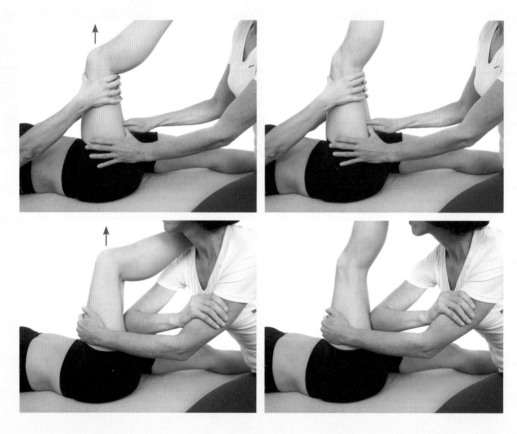

- 对于腘绳肌松解而言这是一个绝佳的姿势，但要确保在进行任何活动之前病人已经进入了这个姿势。要考虑到腘绳肌的柔韧性，如果伸展幅度明显小于90度，那么要想使膝关节完全伸展，侧卧软组织松解是更有效的方法。

- 用固定手的对侧手支撑大腿，或者让病人在膝关节伸展期间自己抓住大腿。

脚踝和足部

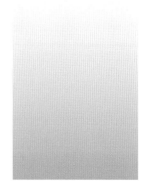

第8章

作为下肢的一部分，脚踝上有些肌肉跨过膝关节，在临床中必须作为下肢动力链（髋–膝–踝）的一部分进行检查。

踝关节复合体（见图8.1）包含下列关节：

- 远端胫腓关节
- 踝关节（距小腿关节）
- 距下关节（距跟关节）

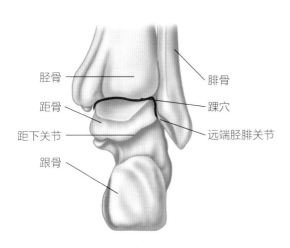

胫骨
距骨
距下关节
跟骨

腓骨
踝穴
远端胫腓关节

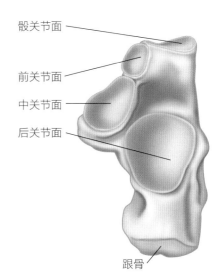

骰关节面
前关节面
中关节面
后关节面

跟骨

图8.1 踝关节复合体（后视图）

对踝关节复合体中每个关节的活动进行详细探究已经超过了本书的范围和需求。本章列出了踝关节复合体的整体，或关节运动学上的动作，这些动作是作用于连接足部和下肢的踝关节复合体的肌肉完成的。另外，本章还讨论了足部外附肌和内附肌肌肉产生或控制的特定重要动作。

足部与脚踝的链接十分复杂：因为许多作用于脚踝的肌肉同样控制足部的动作。因此，在本节中将脚踝和足部作为一个整体来讨论是合理的。

足部包含了下列关节：

■ 跗横关节
■ 跗跖关节
■ 跖趾关节（MTP）
■ 趾间关节（IP）

足部骨骼见图8.2。

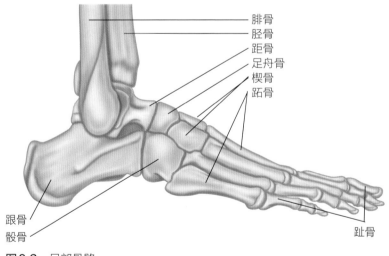

腓骨
胫骨
距骨
足舟骨
楔骨
跖骨

跟骨
骰骨

趾骨

图8.2　足部骨骼

踝关节复合体运动

　　文献中对踝关节动作的描述在很多地方是不一致的，本书会尽量简单描述。踝关节运动指的是足部相对于下肢的动作，并被分为3类，作用于3个轴线的平面，可参考表8.1和图8.3。

表8.1　踝关节运动

动作	主要平面	轴
外展/内收	水平面	大腿长轴
外翻/内翻	额状面	第二跖骨脚长轴
背屈/跖屈	矢状面	大约穿过踝关节的内外轴

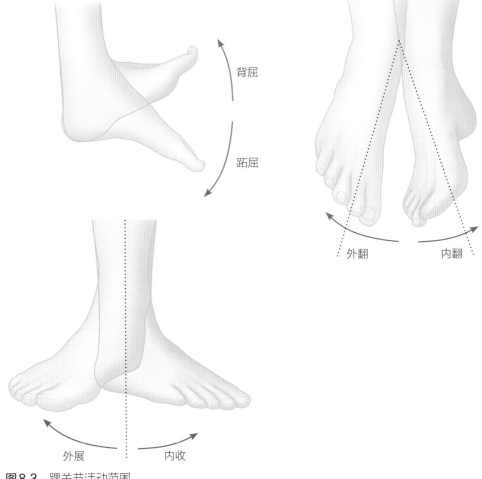

图8.3　踝关节活动范围

足部和踝关节的运动是较为复杂的，在现实中，这3类动作都围绕着倾斜于基准平面的轴发生（见表8.1）；这些动作又被称为"三平面的"。在开放链检查中（脚可自由移动），简单的临床测试适合使用单个动作。而在闭合链中（例如走路），更适合检测以组合形式出现的动作。这些动作又被称为旋前和旋后（见表8.2）。

表8.2 旋后和旋前

旋后	旋前
背屈	跖屈
外翻	内翻
外展	内收

单个关节的关键运动

踝关节

远端胫腓关节运动是受限的。腓骨会围绕长轴产生一些旋转，并进行一些轻微的远近端和内外侧移动，但因为踝关节稳定性需要，这些都会受到限制。

踝关节，又称为距小腿关节，本质上是一个滑车关节，旋转轴大概穿过两踝。然而，详细的检查显示，这个旋转轴会根据跖屈和背屈的幅度的不同而发生变化，并且与距骨上的胫骨滑动有关。

因为有在跟骨上的3个关节面，以及在距骨上表面的3个穹顶，距下关节提供了非常复杂的运动模式，这些内容已经超出了本书的讨论范围。然而，这个关节的主要作用是让脚踝通过多轴旋转以帮助足部适应不平整的地形环境。

临床上发现，包含了这些关节活动的松动技术相较于没有使用这些技术的治疗方法，可以带来更好的效果。肌肉活动受限会改变现有的动作模式，也会改变骨头上的压力。

足部关节

跗横关节包含了距跟舟关节和跟骰关节，并且组成了足的中部。它们的组合功能是扩大在踝关节和后足上的动作，帮助做出外翻和内翻动作。

跗跖关节和跖骨间关节的灵活性有限，因为人体在移动过程中需要这两个关节提供稳定性。

跖趾关节主要在矢状面运动，主要提供了屈曲和伸展动作，也提供了一些旋转和滑动动作。人体在行走时需要大脚趾在40度到90度之间过度伸展；该角度有任何减少都会引起结构上的改变，这是因为步态的改变和软组织承受的压力造成的。

尽管足底筋膜不是一块肌肉，但是足部依靠它和大脚趾一起合作以通过绞盘机制维持结构上的完整性。此机制的失效会导致许多足部以及足部内附肌和足底筋膜的问题。关于绞盘机制和足底筋膜，可参考图8.4。

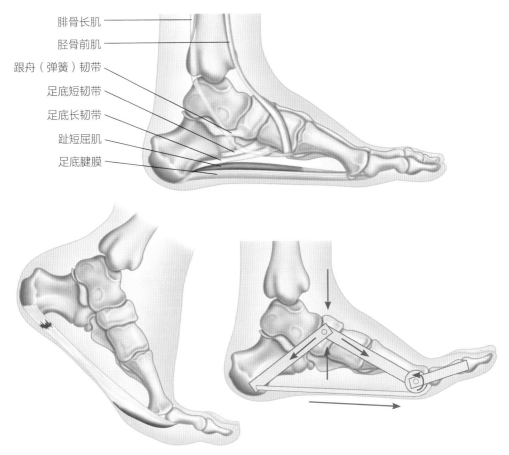

腓骨长肌
胫骨前肌
跟舟（弹簧）韧带
足底短韧带
足底长韧带
趾短屈肌
足底腱膜

图8.4 绞盘机制和足底筋膜

脚踝和足部肌肉

图8.5和表8.3介绍了脚踝和足部肌肉及其运动。表8.4介绍了肌肉活动受限对踝部和足部产生的影响。

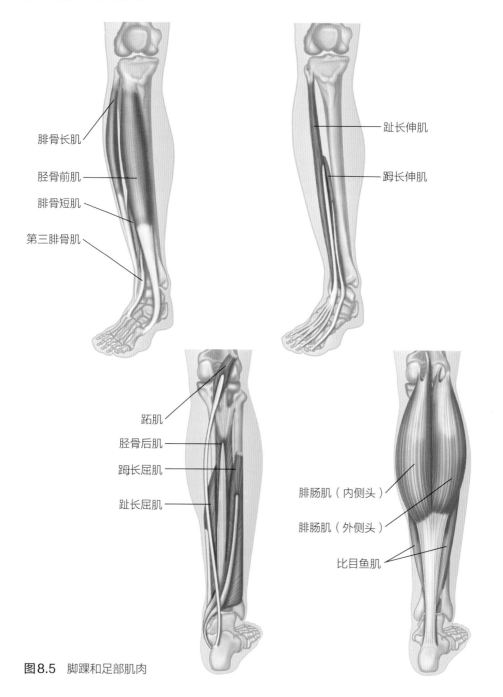

腓骨长肌

胫骨前肌

腓骨短肌

第三腓骨肌

趾长伸肌

踇长伸肌

跖肌

胫骨后肌

踇长屈肌

趾长屈肌

腓肠肌（内侧头）

腓肠肌（外侧头）

比目鱼肌

图8.5　脚踝和足部肌肉

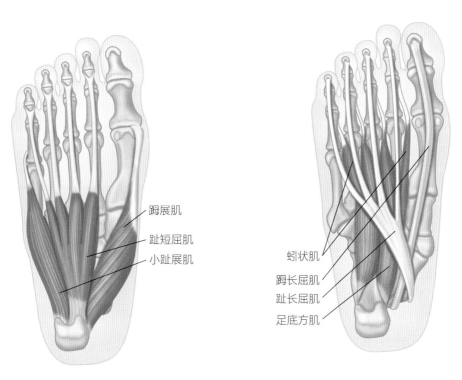

蹞展肌

趾短屈肌

小趾展肌

蚓状肌

蹞长屈肌

趾长屈肌

足底方肌

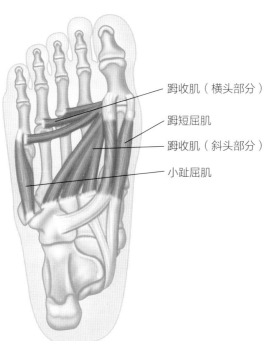

蹞收肌（横头部分）

蹞短屈肌

蹞收肌（斜头部分）

小趾屈肌

图8.5　脚踝和足部肌肉（续）

表8.3　脚踝和足部肌肉运动

肌肉	足通过踝的运动					
	跖屈	背屈	外展	内收	外翻	内翻
腓肠肌	●					○
比目鱼肌	●					距下关节
胫骨后肌	●					距下关节
趾长屈肌	●					距下关节
蹈长屈肌				●		●
腓骨长肌	◐		◐		●	
跖肌	●					距下关节
腓骨短肌	◐				●	
胫骨前肌		●				○
蹈长伸肌		●		◐		○
趾长伸肌		●				○
第三腓骨肌		●				

肌肉	脚趾运动			
	屈曲	伸展	外展	内收
趾短伸肌（第一至第四脚趾）		●		
趾长屈肌（第二至第五脚趾）	●			
蹈长屈肌（大脚趾）	●			
小趾展肌（第五脚趾）			●	
足底方肌（第二至第五脚趾）	●			
蚓状肌（第二到第五脚趾）	●			

重要性	发挥主要作用	发挥次要作用	可能发挥作用

表8.4　肌肉活动受限对踝部和足部产生的影响

肌肉	动作受限 / 紧绷的影响
腓肠肌	因为这是双关节肌肉，所以产生的影响取决于膝和踝的相对位置，动作范围随着膝屈曲而增加。当站立时，此处肌肉紧绷会阻止脚跟接触地面并造成足尖行走。紧绷也会对站立期和摆动期的步态造成影响
跟腱	此处提到跟腱是因为它是身体中最大的肌腱，也是一个影响人体运动的重要的软组织结构。此处若产生任何紧绷感，都会削弱从腓肠肌传导出来的力量，使得腓肠肌因为力量衰减而容易受伤。这同样会拉动跟骨，造成后足跟内翻（踝内翻）
比目鱼肌	阻止了步态中胫骨在足部之上的正常运动，会导致膝过伸或站立时的后倾体态
胫骨后肌	造成足内翻和内收，有造成马蹄足的潜在可能
跖肌	未发现明确的影响，尽管它可能受到胫骨后肌紧绷的影响，并加剧跖屈畸形
腓骨长肌	可能影响距下关节内翻，在站立姿势会观察到第一跖列有跖屈，可能伴随可观测到的后旋
腓骨短肌	单独来讲，影响很小，但可能会加剧足外翻
胫骨前肌	造成高弓足，原因是拉动了内侧纵弓上的肌肉
拇长伸肌	造成大脚趾跖趾关节伸展，导致趾骨间关节屈曲，形成爪状趾以及行走时跖趾关节上的异常压力
趾长伸肌	造成跖趾关节的伸展，导致趾骨间关节屈曲，形成爪状趾，导致疼痛、正常功能受限
第三腓骨肌	不会产生明显的影响
趾长屈肌（第二至第五脚趾）	脚趾伸展度减少，导致爪状趾畸形
拇长屈肌（大脚趾）	大脚趾伸展减少，尤其是当踝背屈时。会导致大脚趾形成爪状趾
小趾展肌（第五脚趾） 足底方肌（第二至第五脚趾） 蚓状肌（第二至第五脚趾） 趾短伸肌（第一至第四脚趾）	对因足部内附肌肉紧绷而产生的影响的研究很少。然而，在行走时这些肌肉对足部发挥了稳定的功能，因此这些肌肉部位局部出现紧绷，都会影响足部功能

踝关节肌肉活动受限对体育运动及日常生活的影响

英式橄榄球

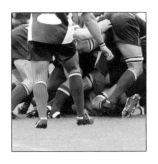

对专业英式橄榄球运动员的研究发现距骨应力骨折、跟腱挛缩、踝关节背屈活动受限和距下关节存在联系。也有研究表明，中足和/或前足过度使用症状与腓肠肌及比目鱼肌的紧张程度加重有关。

排球

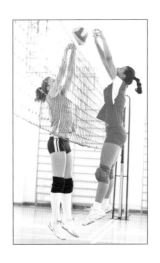

有研究发现，患有髌腱炎的运动员其踝关节背屈角度明显比正常运动员的要小得多。此研究还发现，踝关节背屈角度低于45度的运动员患髌腱炎的风险是肌腱正常的运动员的1.8倍到2.8倍。

在排球运动中，内翻扭伤十分常见，这种损伤常发生于腓骨长肌。如果产生疤痕组织的话，肌肉会失去其正常的功能，而该功能在落地时对踝关节的稳定性十分关键。而任何不稳定都会导致损伤再次发生。

常见足部问题

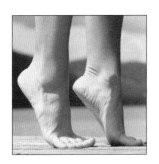

踝关节多处肌肉和足部内附肌肉紧绷都会导致足部变形，其中包括爪状趾、爪行足以及外翻，这些都会影响足部正常的功能。最终会导致距骨头上的压力增加、形成硬皮，以及来自鞋子的压力所造成的疼痛。

踝关节软组织松解

记录下病人站立时的姿势。检查病人的主动和被动活动范围。

俯卧后浅筋膜室（腓肠肌、比目鱼肌和跖肌）软组织松解

（1）病人俯卧，踝关节在治疗床末端之外。用手指在腓肠肌的肌腹之间进行固定，轻柔地用自己的膝关节屈曲病人的脚踝。

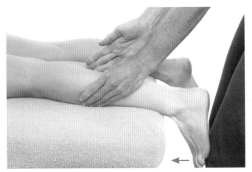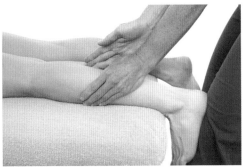

用手指在肌腹之间固定，让病人屈曲脚踝。

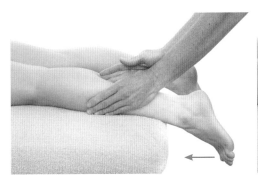

在肌腹之间固定，在肌肉内外侧边缘下卷曲手指，消除比目鱼肌上的紧绷。让病人屈曲脚踝。轻捏起跟腱旁的组织；让病人屈曲脚踝。

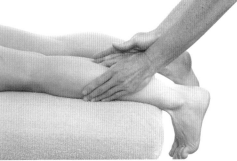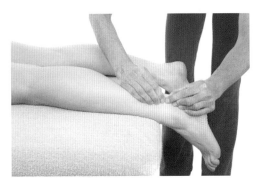

（2）病人膝关节屈曲至90度，一只手成杯状扣住他的脚踝。用手指在比目鱼肌上进行固定，深入腓肠肌；缓慢屈曲病人的脚踝。找到在腓肠肌覆盖之下的比目鱼肌的内外部分并屈曲脚踝。

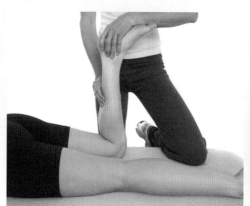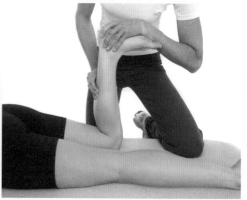

（3）病人俯卧，膝关节屈曲，将一条腿的膝部放在其前侧小腿的下面。然后进行固定，让病人屈曲脚踝。握住比目鱼肌远端部分，用手指轻捏肌腱周围的软组织。让病人屈曲脚踝。

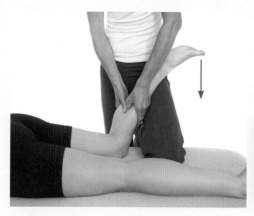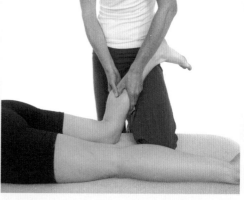

- 这些肌肉和筋膜得到全面松解后，可促进跟腱炎的恢复。消除肌肉的紧张可以有效促进力量的加强。

俯卧内外侧脚踝周围软组织松解

（1）用指节向远离外侧踝的方向进行结缔组织按摩固定术。让病人背屈脚踝。

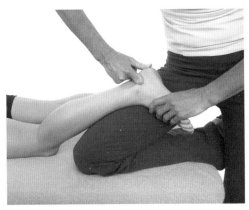 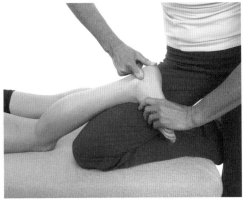

（2）用指节向远离内侧踝的方向进行结缔组织按摩固定术。让病人背屈脚踝。

- 进行两三次固定，每次变换不同的方向，远离外侧踝或远离内侧踝。

侧卧后浅筋膜室软组织松解

　　手指深入到腓肠肌和比目鱼肌之间，让病人背屈脚踝。可以在内外侧边缘完成松解。

承重浅层筋膜室软组织松解

（1）病人一条腿站立并前倾，靠在稳固的表面上，固定小腿上的肌肉。让病人箭步向前以伸展腓肠肌，同时让病人屈曲双膝以拉伸比目鱼肌。

（2）病人站立，尝试在足跟跖屈的情况下固定，让病人将脚后跟放在地面上，膝关节可直可屈。

俯卧后深筋膜室（胫骨后肌、趾长屈肌和跚长屈肌）软组织松解

（1）确保浅层筋膜室处于放松状态且预热了。让病人屈曲双膝，并将一条腿的膝部置于其前侧小腿下方。实施固定，深入浅层筋膜室，可用大拇指或指节加固；让病人屈曲踝关节。

（2）让病人膝部屈曲，小腿垂直于地面并得到支撑。用手指慢慢按压至肌肉中，深入浅层筋膜室，让病人屈曲脚踝。

侧卧后深层筋膜室（胫骨后肌、趾长屈肌和跚长屈肌）软组织松解

（1）屈曲上侧腿的髋部和膝部（在膝部放置支撑物），以露出下侧腿。用指节进行固定，固定方向远离胫骨内侧下1/3部分，让病人背屈脚踝。

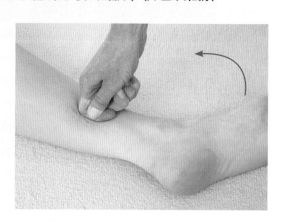

- 谨慎进行固定，因为这块区域比较拥塞，所以会很敏感。避免与骨膜或者周围的软组织上的任何敏感区域直接接触。

（2）固定方向远离内侧踝，向后移动以针对远端肌腹和肌腱，背屈脚踝。

仰卧外侧筋膜室（腓骨长肌和腓骨短肌）软组织松解

（1）站在治疗床的另一侧。从腓骨头开始固定，用手指钩住腓肠肌，让病人背屈或内翻脚踝。要想固定腓骨长肌，可找到腓骨侧表面上2/3处；要想固定腓骨短肌，可找到下1/3处。让病人背屈脚踝。

（2）在外侧踝周围卷曲手指固定并让病人背屈脚踝。

侧卧外侧筋膜室（腓骨长肌和腓骨短肌）软组织松解

（1）拇指进行结缔组织按摩固定术，固定方向远离腓骨头。让病人背屈脚踝。接着覆盖腓骨的外侧表面施加固定，让病人背屈脚踝。

（2）用手指分离腓肠肌和比目鱼肌的边界，让病人背屈脚踝。用手指进行结缔组织按摩固定术，固定方向远离腓骨外侧边缘并朝向腓骨前表面，固定点在腓骨长肌和趾长伸肌之间。让病人背屈脚踝。

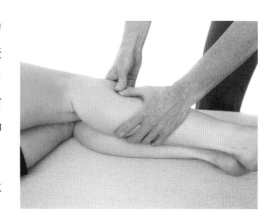

- 要想获得最大程度的松解，要注意腓骨头周围的区域。

仰卧前筋膜室（胫骨前肌、趾长伸肌、第三腓骨肌、蹈长伸肌）软组织松解

（1）用指关节在胫骨前肌上进行固定，让病人跖屈脚踝。在固定之前先背屈脚踝，以获得更大的活动范围。

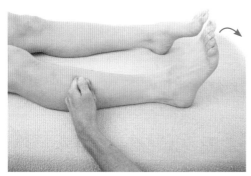
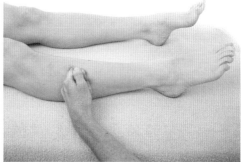

用手指轻轻抓住肌腱嵌入点并跖屈踝关节。

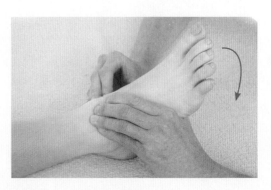

- 结缔组织按摩固定术对于胫骨前肌来说是理想的松解方法，这是因为此处肌肉的肌筋膜很密集。

- 通过先深入然后向远离胫骨的方向移动，以施加外侧固定。

（2）从治疗床的一侧，用手指或拇指在趾长伸肌上进行固定，固定点位于胫骨前肌和腓骨长肌之间。让病人跖屈足部。沿着肌肉向下延伸至韧带，在肌腱处固定，让病人跖屈脚踝。

（3）用手指在足部顶部的肌腱上进行固定，并让病人跖屈脚踝。在踇长伸肌上进行固定，此肌肉位于趾长伸肌和胫骨前肌之间；在大脚趾的表面肌腱上进行固定，让病人跖屈脚踝。

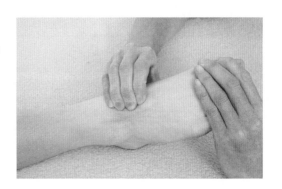

脚踝扭伤和拉伤

在任何类型的脚踝扭伤中，都需要对所有的腿下侧肌肉筋膜室和足部进行系统的治疗。轻柔的软组织松解可应用于次急性恢复阶段，但是要避免触碰任何发炎的区域。尽早治疗可以最大限度地减少疤痕、组织增厚和肌肉不平衡情况的发生。在慢性恢复期间，强度更大的软组织松解很有必要。确保在肌肉边缘进行软组织松解，松解处要横跨韧带并远离踝关节方向。熟练使用主动软组织松解有助于恢复正常的动作模式，并为病人提供良好的重新学习本体感觉的机会。

要特别注意包含了腓骨长、短肌的外侧筋膜室，这些肌肉的作用是防止内翻，因此可以很好地预防脚踝内翻扭伤。

足部软组织松解

足部不同的肌肉层为身体提供了稳定性，支撑着身体进行正常的运动，并提供向前加速的快速伸缩复合性力量。记录下病人中立位站立时的姿势以及足弓形态的情况。分别检查内翻和外翻的主动和被动活动范围，以及脚踝的跖屈和背屈。检查脚趾的屈曲和伸展。

仰卧足外翻肌（腓骨长肌和腓骨短肌）软组织松解

在治疗床的同一侧，在腓骨外侧下1/3的腓骨短肌上进行固定，用另一只拇指帮助加固，让病人内翻足部。

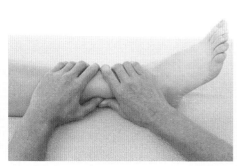 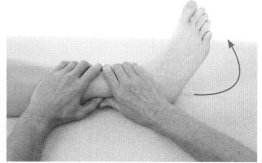

在腓骨外侧上2/3的腓骨长肌肌腹中进行固定。在外侧踝后侧的肌腱处施加固定（腓骨长肌的肌腱在腓骨短肌的后侧）。让病人内翻足部。或者，可以站在治疗床的另一侧，用手指钩住腓骨长肌和短肌之后，再让病人内翻足部。

- 在第一跖骨的底部和楔骨内侧的肌腱连接处，进行结缔组织按摩固定术。

- 要考虑到胫骨前肌的连接处，并平衡腓骨肌和胫骨前肌，以维持外侧足弓的形态。这两块肌肉会在足部形成"马镫"。

侧卧足外翻肌（腓骨长肌和腓骨短肌）软组织松解

用拇指加固，施加结缔组织按摩固定术进行松解，固定方向远离腓骨头，让病人内翻足部。定位腓骨外侧表面的上2/3部分，以针对腓骨长肌；定位下1/3部分，以针对腓骨短肌；让病人内翻足部。

- 向远离外侧踝方向施加结缔组织按摩固定术。

仰卧足内翻肌（胫骨前肌、踇长伸肌、胫骨后肌、趾长屈肌和踇长屈肌）软组织松解

（1）用手指轻轻捏住胫骨前肌肌腱的嵌入点；让病人外翻足部。固定方向远离腓骨中部并深入踇长伸肌，在趾长伸肌和胫骨前肌之间；让病人外翻足部。

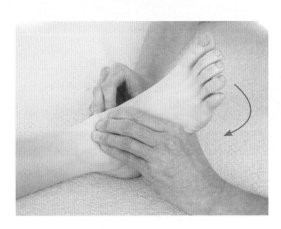

（2）用拇指加固，深入内侧脚踝、后深筋膜室内的肌腱上。胫骨后肌是最为靠前和表层的肌肉，趾屈肌位于其后侧；踇趾屈肌位于趾屈肌后侧，深入跟腱。让病人外翻足部。

仰卧足底筋膜软组织松解

（1）用一只手稳固脚的上方，另一只手松握拳，用结缔组织按摩固定术施加压力，让病人伸展脚趾。从脚趾开始，以较大的表面积进行2~3次固定，然后向跟骨靠近。

（2）在筋膜变软之后，用指关节进行更深且更精准的固定。

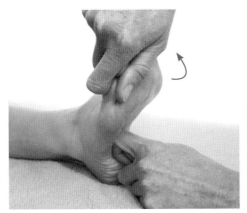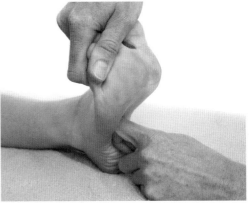

- 当出现足底筋膜炎时，可以在不加剧或刺激疼痛部位的情况下，在靠近脚跟内侧发炎的区域进行精确的松解。

- 在远离脚后跟方向的不同区域进行结缔组织按摩固定术，4层筋膜从这里起源。

仰卧脚趾伸肌（趾长伸肌、趾短伸肌和跗长伸肌）软组织松解

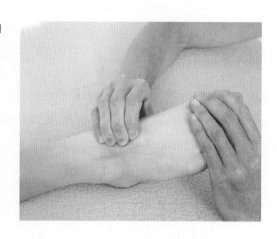

（1）坐在治疗床尾部。用手指在外侧4个脚趾的上表面上、趾长伸肌肌腱之间进行挤压；让病人屈曲脚趾。轻柔地在肌腱上施加固定并让病人屈曲脚趾。

（2）深入趾长伸肌肌腹固定，远离腓骨的前表面，让病人跖屈脚踝。

（3）在跗长伸肌处进行固定，让病人屈曲大脚趾。试着轻柔地捏起肌腱并让病人屈曲脚趾。

（4）用手指在趾短伸肌上施加压力，深入趾长伸肌，被动屈曲中间3个脚趾或者让病人屈曲脚趾。

- 尝试利用浅层结缔组织按摩固定术在伸肌肌腱和韧带之间分离粘连的肌肉。固定后屈曲脚踝和脚趾。

仰卧脚趾屈肌（趾长屈肌、趾短屈肌、足底方肌、跨长屈肌、跨短屈肌、小趾短屈肌、蚓状肌和骨间肌）软组织松解

（1）用拇指加固，在跟腱的内侧深处寻找跨长屈肌的肌腱。让病人伸展大脚趾。必要时将此动作与脚踝背屈相结合。

- 在维持内侧足弓形态上，跨长屈肌扮演着重要的角色。

（2）用指节在趾短屈肌上进行固定。从第二根脚趾开始固定，一直到第五根，然后向脚跟的内侧结节靠近。让病人伸展脚趾。

（3）用拇指加固，在近端趾骨的根部进行结缔组织按摩固定术。让病人伸展脚趾。

仰卧脚趾外展肌（跨展肌、骨间背侧肌和小趾展肌）软组织松解

（1）抓住大脚趾，轻柔地外展。用指节在足部下方的内侧表面的跨展肌上进行结缔组织按摩固定术。轻柔地内收或伸展大脚趾。

（2）抓住小脚趾并轻柔外展。用指节在足部下方的外侧表面的小趾展肌上进行结缔组织按摩固定术。轻柔内收或者伸展第五根脚趾。

- 可尝试进行不同深度和不同区域的固定，以覆盖足部跖面。固定点要靠近脚趾关节。

仰卧脚趾内收肌（姆收肌和足底骨间肌）软组织松解

（1）用拇指轻柔地在大脚趾底端外侧施加固定（趾骨近端），轻柔地外展大脚趾。

（2）用指节在腓骨长肌的腱鞘处进行结缔组织按摩固定术。让病人张开脚趾。

- 姆收肌常被抑制，且需要力量来维持远端横足弓的形态。在姆收肌上进行少量的软组织松解可促进所需的强化。

足弓

足弓形态的维持取决于足部软组织的力量和平衡。要考虑到足部有4层深层肌肉，以及小腿肌肉的长度和力量。系统地治疗所有的小腿、足部肌肉和筋膜可以加强人体功能性的重新学习。

案例研究

案例研究1——手肘疼痛

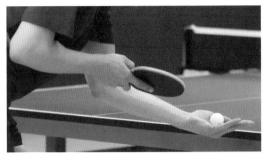

一个59岁的健康男人正在经历两侧手肘疼痛。他主要的兴趣包括打高水平的乒乓球，以及帮助国家信托机构发展林业。

从肘关节延伸到手部的疼痛会在早上，以及在林地劳动时搬起重物之后加剧。疼痛已经影响到了他打乒乓球。

我对他的第一印象是，整个上半身的活动都受限了：左右肩胛骨前伸，肘部伸展减少，手的前后旋受到限制，尤其是在轮替运动障碍测试时。

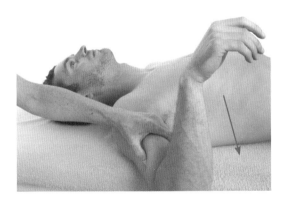

软组织松解

上半身需要进行治疗，治疗的主要肌肉包括肱二头肌、肱三头肌、胸大肌、胸小肌、三角肌前束、肱肌、旋前圆肌和腕屈肌。

病人被安排了针对旋前圆肌和肘屈肌的自我软组织治疗项目，以及胸肌的基本拉伸。

结果

在两次治疗课程后，病人两侧肘部疼痛消失，可以自如地打乒乓球了。

原理

手臂相对于身体的位置、在乒乓球运动中特定的限制性动作、植树造林时的抓和抬的动作，它们一起造成了上肢和肩胛骨的大部分动作受限。这个案例是一个很好的例子，说明了软组织松解应当施加在整体运动链而不是某一块肌肉上。

案例研究2——肩胛带

一位89岁的女士，头脑十分清醒，且未患过重大疾病。在她感觉到肩部疼痛且动作受限时来到了医院进行检查，她的医生的诊断结果是肩周炎。目前她面临的最大麻烦是她不能梳头，熨衣服也很困难，她自己也不放心由丈夫来做这些事情。

检查之后，排除了骨头和软组织磨损及肌肉撕裂的可能性。手臂主动外展被限制在大约90度范围内，被动伸展角度稍微大些。

软组织松解

主要治疗的肌肉有肩胛下肌、前锯肌和斜方肌。胸小肌只需要稍加治疗就可以了。她被要求做一些简单的肩部拉伸。

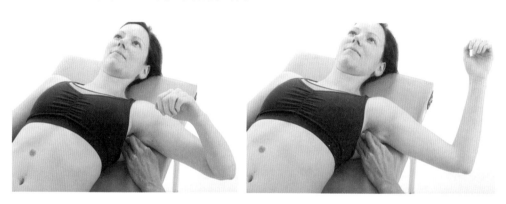

结果

在经过为期3周，每周3次，每次30分钟的治疗后，她反馈说她不仅可以自己梳头，还能熨衣服和晾衣服了，在以前很长一段时间内，这些动作她都做不了。3个月后，她做了复查，依然可以完成任何动作。

原理

与年龄相关的运动受限很常见，我们也逐渐培养出各种各样减少疼痛的习惯。老年人经常会被告知年龄是真正的原因，但是在大多数情况下，年轻人也会出现这个问题——那就是活动范围缩减。这是一个很好的例子，说明只要你能花时间向老年人解释清楚问题发生的原因，并引导他们开始用软组织松解来恢复正常的无痛动作，老年人的生活质量便可以获得很大提高。

案例研究3——腘绳肌

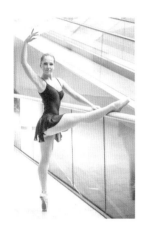

3周之前，一个17岁的舞者在通过前踢进入到分腿姿势时，拉伤了腘绳肌。在那时她的腘绳肌起点处有瘀青。作为一名年轻的舞者，她对病情十分担心，因为她在两周之内有一个考试，并被告知她将因为伤病无法参加考试。

检测显示，在腘绳肌起点处出现了明显的损伤，但问题是，损伤是如何发生的呢？另外，怎么才能让她参加考试呢？进一步的检测显示，尽管她有良好的柔韧性，她的腰椎、臀部和腘绳肌中部肌肉出现了区域性的受限情况。

软组织松解

腘绳肌被施加了精确的软组织松解，沿着完整的长度和每一块肌肉组成——半腱肌、半膜肌和股二头肌。另外，臀部肌肉、竖脊肌以及腰方肌同样接受了治疗。她被安排了针对腘绳肌的坐姿软组织松解的自我治疗计划，以及针对臀肌的拉伸。

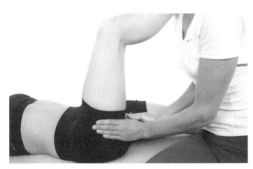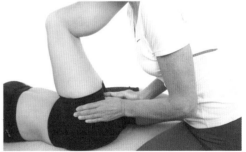

结果

在10天内她接受了3次治疗，并在考试的前四天进行了复查，这时她已经可以不怎么费力地完成动作流程了。她之后参与并通过了考试。

原理

和许多舞者一样，她的整体灵活性很好，但是有一些区域有明显的活动受限。在本案例中，当快速完成高难度动作时，腰骨盆运动节奏就会被这些限制打乱，这时最薄弱的区域——腘绳肌上部和起点处——会承受更大的压力。

案例研究4——头部和脸部疼痛

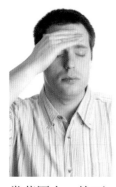

一个44岁的男人出现了头部和脸部疼痛，并且已经被确诊为偏头痛。在进行评估和查看病史后，认为他患偏头痛的证据还不充分。在运动中和运动后，疼痛会加剧，并且主要是一侧脸的上部，以及左眼的周围和深处，还有额头区域。疼痛在卧推或跑步后尤其明显。

他头部、颈部和肩胛带所有肌肉都检查了一遍，尽管某些部位出现了肌肉紧绷和活动受限的情况，但基本上都在正常范围内。然而，当触碰胸锁乳突肌时，他会立即出现之前被诊断为偏头痛的那些症状。

软组织松解

医生对他的颈部和肩部肌肉总体紧绷的情况进行了治疗，重点是胸锁乳突肌。同样安排了软组织松解的自我治疗计划。

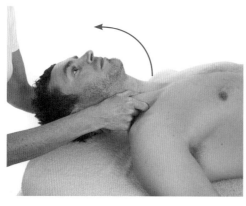
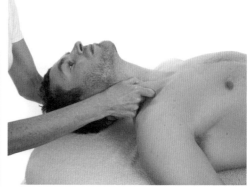

结果

尽管头部和脸部疼痛已经持续了多年，但在6周内接受了3次治疗以及参与自我软组织松解计划之后，这个人便可以在没有任何问题的情况下参加训练和跑步了。

原理

长久以来，来自颈部和头部的疼痛经常被误认为是偏头痛。本案例中，是胸锁乳突肌缩短并承受压力，导致了类似偏头痛的症状。

案例研究5——跟腱炎

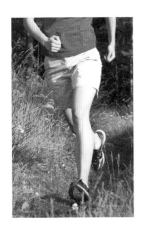

一位42岁的女性，俱乐部水准的万米跑爱好者，每周跑量56千米。由于患重感冒，被强制要求休息10天。在重新恢复训练后，她在跑步和走路时感到右侧跟腱疼痛，早上刚起床时也是如此。

初始检查显示，在小腿没有出现明显的动作受限。然而在触诊时，右侧小腿肌肉在边界处出现了粘连，尤其是在腓肠肌和比目鱼肌的肌腱边界的位置。跟腱也出现了轻微的肿胀，并在触碰时感到疼痛。

软组织松解

所有的小腿筋膜室都接受了治疗，特别针对了肌腱连接的边界处及腓肠肌和比目鱼肌。

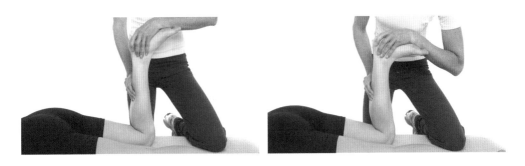

结果

病人在走路时马上感觉到了轻松，在接下来的几天里可以无痛奔跑了。

原理

由于软组织受限，小腿复合体无法在最佳状态下工作，同时这也影响到了跟腱。因为运动员在休息日停止了训练和拉伸，这很有可能导致了结缔组织变得略微坚硬，从而影响跟腱。尽管她并没有意识到跟腱或小腿出现了什么问题，她的软组织受限很有可能已经持续一段时间了。

给她的建议是：通过自我软组织松解以及减少训练量来监测小腿状态，同时冰敷跟腱，直到肿胀消退。如果症状复发，要及时汇报并接受检测。

案例研究6——腹股沟疼痛

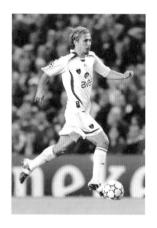

一个35岁的足球运动员在一次滑铲后，腹股沟疼痛持续超过了6周。因为感到腹股沟的尖锐疼痛，他不能重返比赛。在一天中疼痛会不定期地出现，但只要他不快跑就没有那么严重。他还没有接受任何治疗。

检测显示他整体非常僵硬，尤其是两侧的腘绳肌和内收肌。疼痛侧的内收肌很明显地缩短了；拉伸内收肌时会出现疼痛但没有那么严重。在长收肌靠近起止点的位置有瘢痕组织和粘连组织。

软组织松解

所有的内收肌都接受了治疗，重点是起止点和纤维组织区域，在该处轻柔地施加了结缔组织按摩固定术，并让他缓慢地开始小幅度外展。髋部整体肌肉也接受了治疗，尤其是髋屈肌和下腰背部。

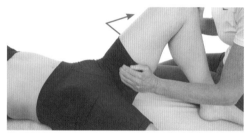 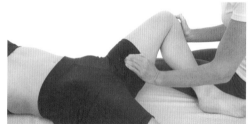

结果

病人在拉伸内收肌时感觉到了明显的松解，同时髋部也变得"轻快"了。在此之后他又接受了两次治疗，软组织的受限被松解了，同时内收肌的长度也恢复到了和另一条腿一样。为了维持他所获得的柔韧性，给他的建议是进行自主软组织松解治疗和拉伸，同时建议他考虑通过普拉提练习来帮助获得骨盆平衡并提高核心力量，这可以使他在年纪更大时能够继续踢足球。

原理

在靠近长收肌起止点的位置出现了明显的纤维组织，同时内收肌出现了相关软组织受限，这可能是早期的拉伤引起的，并且是他疼痛及活动度降低的主要原因。

其他相关资料

书

Adams, M. et al. 2006. *The Biomechanics of Back Pain*. Churchill Livingstone, Edinburgh.

Alter, M. J. 2004. *Science of Flexibility, 3e*. Human Kinetics, Champaign.

Armiger, P. & Martyn, M. A. 2009. *Stretching for Functional Flexibility*. Lippincott, Williams & Wilkins, Baltimore.

Barcsay, J. 1997. *Anatomy for the Artist: A Detailed Portrayal of he Human Body for the Artist*. Little Brown, New York.

Biel, A. 2011. *Trail Guide to the Body: A Hands-On Guide to Locating Muscles, Bones, and more, 4e*. Books of Discovery, Boulder.

Butler, D. 1991. *Mobilisation of the Nervous System*. Churchill Livingstone, Edinburgh.

Cailliet, R. 1981. *Neck and Arm Pain, Pain Series*. F. A. Davis Co., Philadelphia.

Cailliet, R.1982. *Hand Pain, Pain Series*. F. A. Davis Co., Philadelphia.

Cailliet, R. 1977. *Soft Tissue Pain and Disability, Pain Series*. F. A. Davis Co., Philadelphia.

Cailliet, R. 1983. *Knee Pain, Pain Series*. F. A. Davis Co., Philadelphia.

Cailliet R. 1983. *Foot and Ankle Pain, Pain Series*. F. A. Davis Co., Philadelphia.

Cailliet, R. 1981. *Shoulder Pain, Pain Series*. F. A. Davis Co., Philadelphia.

Cailliet, R. 1980. *Low Back Pain Syndrome, 3e, Pain Series*. F. A. Davis Co., Philadelphia.

Cailliet, R. 2003. *The Illustrated Guide to Functional Anatomy of Musculoskeletal System*. F. A. Davis Co., Philadelphia.

Cantu, R. I. & Grodin, A. J. 1992. *Myofascial Manipulation: Theory and Clinical Application*. Aspen Publishers Inc., Maryland.

Cash, M. 1996. *Sport and Remedial Massage Therapy*. Ebury Press, London.

Chaitow, L. 2006. *Muscle Energy Techniques*. Churchill Livingstone, Edinburgh.

Chaitow, L. 2007. *Positional Release Techniques*. Churchill Livingstone, Edinburgh.

Chaitow, L. 1980. *Soft Tissue Manipulation: A Practitioner's Guide to the Diagnosis and Treatment of Soft Tissue Dysfunction and Reflex Activity*. Healing Arts Press, Vermont.

Cyriax, J. & Cyriax, P. 1996. *Illustrated Manual of Orthopaedic Medicine*. Butterworth-Heinemann, Oxford.

Dryden, T. & Moyer, C. A. 2012. *Massage Therapy, Integrating Research and Practice*. Human Kinetics, Champaign.

Gray, H. 2009. *Gray's Anatomy*. Running Press, Philadelphia.

Juhan, D. 1998. *Job's Body-A Handbook for Bodywork*. Station Hill, Barrytown Limited.

Kendall, F. P. et al. 2010. *Muscles Testing and Function: Testing With Posture and Pain, 5e*. Lippincott, Williams & Wilkins, Baltimore.

Lederman, E. 2005. *The Science and Practice of Manual Therapy*. Churchill Livingstone, Edinburgh

McAtee, B. 2010. *Facilitated Stretching*. Human Kinetics, Champaign.

McGill, S. 2002. *Low Back Disorders*. Human Kinetics, Champaign.

McMinn, R., Hutchings, R.T., Pegington, J. & Abrahams, P.H. 1993. *A Colour Atlas of Human Anatomy*. Wolfe, New York.

McMinn, R. & Hutchings, R. 1982. *Foot and Ankle Anatomy*. Wolfe, New York.

Myers, T.W. 2009. *Anatomy Trains, 2e*. Churchill Livingstone, Edinburgh.

Noakes, T. 1991. *Lore of Running*. Human Kinetics, Champaign.

Norris, C.M. 1993. *Sports Injuries: Diagnosis and Management*. Butterworth–Heinemann, Oxford.

Oatis, C. 2004. *Kinesiology: The Mechanics and Pathomechanics of Human Movement*. Lippincott, Williams & Wilkins, Baltimore.

Plastanga, N. & Soames, R. 2012. *Anatomy and Human Movement: Structure and Function*. Churchill Livingstone, Edinburgh.

Read, M. & Wade, P. 2009. *Sports Injuries: A Unique Guide to Self–Diagnosis and Rehabilitation, 3e*. Churchill Livingstone, Edinburgh.

Rockwood, C.A. et al. 1998. *The Shoulder, Vol. 1*. W.B. Saunders, New York.

Rolf, I. P. 1992. *Rolfing, Re–establishing the Natural Alignment and Structural Integration of the Human Body for Vitality and Well–Being*. Healing Arts Press, Vermont.

Sahrmann, S. A. 2001. *Diagnosis and Treatment of Movement Impairment Syndromes*. Mosby, New York.

Stone, J. & Stone, R. 2011. *Atlas of Skeletal Muscles, 7e*. McGraw–Hill, New York.

Tortora, G. and Grabowski, S.R. 1999. *Principles of Anatomy and Physiology, 9e*. John Wiley & Sons, Chichester.

Watkins, J. 1998. *Structure and Function of the Musculoskeletal System*. Human Kinetics, Champaign.

Whiting, W.C., Zernicke, R.F. 2008. *Biomechanics of Musculoskeletal Injury*. Human Kinetics, Champaign.

Wilmore, J.H. & Costill, D.L. 2007. *Physiology of Sport and Exercise*. Human Kinetics, Champaign.

Wirhed, R. 2006. *Athletic Ability and the Anatomy of Motion*. Mosby, New York.

Ylinen, J. Cash, M. 1988. *Sports Massage*. Ebury Press, London.

Zatsiorsky, V.M. 2011. *Biomechanics of Skeletal Muscle*. Human Kinetics, Champaign.

论文

Akuthota, V. & Chou, L.H. 2004. Sports and performing arts medicine. 2. shoulder and elbow overuse injuries in sports. *Arch. Phys. Med. Rehabil.*, Vol. 85, Suppl. 1, March 2004.

Banks, K. P., et al. 2005. Overuse Injuries of the upper extremity in the competitive athlete: magnetic resonance imaging findings associated with repetitive trauma. *Curr. Probl. Diagn. Radiol*. July/August, 2005.

Barnard, D. 2000. The effect of passive 'soft tissue release' on elbow range of movement and spasticity when applied to the elbow flexors and forearm supinators of a hemiplegic stroke patient–a single case study. Brighton University.

Bell–Jenje, T.C., Gray, J. 2005. Incidence, nature and risk factors in shoulder injuries of national academy cricket players over 5 years–a retrospective study. *SAJSM*, Vol. 17 No. 4.

Blanch, P. 2004. Conservative management of shoulder pain in swimming. *Physical Therapy in Sport*, 5 (2004) pp.109–124.

Cantu, R., Grodin & A.J. DeLany. 1992. Connective tissue perspectives. *J. of Bodywork and Movement Therapies*, 4(4), pp.273–275.

Casale, L. 2001. Physical training for tennis players, *Pdf, S.U.I.S.M.* Torino.

Commerford, M.J. & Mottram, S.L. 2000. Functional stability retraining–principles and strategies for managing mechanical dysfunction. *J. of Manual Therapy*, 6(1), pp.3–14.

Commerford, M.J. & Mottram, S.L. 2000. Movement and stability dysfunction–contemporary developments. *J. of Manual Therapy*, 6(1), pp.15–26.

Cook, T.M. & Farrell, K. 1997. Effects of restricted knee flexion and walking speed on the vertical ground reaction force during gait. *J. of Orthopaedic Sports Physical Therapy*, 25:4, pp.236–244.

Cronin J B, Oliver M, McNairn P J. 2004. Muscle stiffness and injury effects of whole body vibration. *Physical Therapy in Sport*, 5, pp.68–74.

Dennis, R. J. & Finch, C. F. 2008. The reliability of musculoskeletal screening tests used in cricket. *Physical Therapy in Sport*, 9, pp.25–33.

Ebaugh, D.D. & McClure, P.W. 2006. Effects of shoulder muscle fatigue caused by repetitive overhead activities on scapulothoracic and glenohumeral kinematics. *J. of Electromyography and Kinesiology*, 16, pp.224–235.

Eneida, Y.S. et al. 2009. Influence of ankle functional instability on the ankle electromyography during landing after volleyball blocking. *J. of Electromyography and Kinesiology*, 19, pp.84–93.

Feipel, V. & Rondelet, B. 1999. Normal global motion of the cervical spine: an electrogoniometric study. *Clinical Biomechanics*, 14, pp.462–470.

Hase, K. et al. 2002. Biomechanics of rowing. *JSME International*, Vol. 45, No.4.

Hirth, C.J. 2007. Clinical evaluation and testing. *Athletic Therapy Today*.

Holey, E.A. 2000. Connective tissue massage–a bridge between complementary and orthodox approaches. *J. of Bodywork and Movement Therapies*, 4(1), pp.72–80.

Horan, S.A., Evans, K. & Morris, N.R. 2010. Thorax and pelvis kinematics during the downswing of male and female skilled golfers. *Journal of Biomechanics*, 43, pp.1456–1462.

Huard, J., Li, Y. & Fu, F. 2002. Muscle injuries and repair: current trends in research. *The Journal of Bone and Joint Surgery*.

Jebson, P.J.L. & Steyers, C.M. 1997. Hand injuries in rock climbing: reaching the right treatment. *The Physician and Sports Medicine*, Vol. 25, 5, May.

Johnson, J.N., Gauvin, J. & Fredericson, M. 2003. Swimming biomechanics and injury prevention. *The Physician and Sports Medicine*, Vol, 31, 1, January.

Judson, R. 2003, Lawn Bowls Coaching, pdf.

Juhan, D. 1987. In J. DeLany, Connective tissue perspectives. *J. of Bodywork and Movement Therapies*, 4(4), pp.273–275.

Kibler, W B et al. 1996. Shoulder range of motion in elite tennis players: effect of age and years of tournament play. Am. *J. Sports Med.*, 24: 279.

Krivkkas, L.S. & Feinberg, J.H. 1996. Lower extremity injuries in college athletes: relation between ligamentous laxity and lower extremity muscle tightness. *Arch. Phyr. Med. Rehab.*, Vol.77, November.

Lichtwarka, G.A. & Wilson, A.M. Optimal muscle fascicle length and tendon stiffness for maximising gastrocnemius efficiency during human walking and running. *J. of Theoretical Biology*, 252, pp.662–673.

Lowe, W.W. 1999. Active engagement strokes. *J. of Bodywork and Movement Therapies*, 4(4), pp.277–278.

Malliaras, P., Cook. J.L. & Kent, P. 2006. Reduced ankle dorsiflexion range may increase the risk of patellar tendon injury among volleyball players. *J. of Science and Medicine in Sport*, (2006) 9, pp.304–309.

Mazzone, T. 1988. Kinesiology of rowing stroke. *NCSA Journal*, Vol.10 No.2.

McGreath, A. & Finch, C. 1996. Bowling cricket injuries over: review of literature. Monash University.

McHardy, A.J. & Pollard, H.P. 2006. A comparison of the modern and classic golf swing: a clinician's perspective. *SAJSM*, 18(3).

McHardy, A.J. & Pollard, H.P. 2007. Golf–related lower back injuries: an epidemiological survey. *Journal of Chiropractic Medicine*, 6, 20–26.

Myers, T.W.1997. The 'anatomy trains', part 2. *J. of Bodywork and Movement Therapies*, 1(3), pp.134–145.

Oschman, J.L. 1997. What is healing energy? Gravity, structure and emotions. *J. of Bodywork and Movement Therapies*, 1(5), pp.297–309.

Oschman, J.L. 1997. In J. DeLany, 'connective tissue perspectives'. *J. of Bodywork and Movement Therapies*, 4(4), pp.273–275.

Pearce, C.J. & Brooks, J.H.M. 2011. The epidemiology of foot injuries in professional rugby union players. *Foot and Ankle Surgery*, 17, pp.113–118.

Peters, P. 2001. Orthopedic problems in sport climbing. *Wilderness and Environmental Medicine*, 12, pp.100–110.

Phadke, V., Camargo, P. R. & Ludewig, P.M. Scapular and rotator cuff muscle activity during arm elevation: a review of normal function and alterations with shoulder impingement. *Rev. Bras.*

Fisioter., 13(1), pp.1–9.

Pluim, B.M., Staal, J.B., Windler, G.E. & Jayanthi ,N. 2006. Tennis injuries: occurrence, aetiology, and prevention. *Br. J. Sports Med.*, 40, pp.415–423.

Rempel, D.M., Keir, P.J. & Bach, J.M. 2008. Effect of wrist posture on carpal tunnel pressure while typing. *J. of Orthopaedic Research*, September.

Stuelckena, M. C., Ginnb, K.A. & Sinclair, P.J. 2008. Shoulder strength and range of motion in elite female cricket fast bowlers with and without a history of shoulder pain. *J. of Science and Medicine in Sport*, 11, pp. 575–580.

Williams, D. 1995. In J. DeLany, Connective tissue perspectives. *J. of Bodywork and Movement Therapies*, 4(4), pp.273–275.

You, J.Y. & Lee, H.M. 2009. Gastrocnemius tightness on joint angle and work of lower extremity during gait. *Clinical Biomechanics*, 24, pp.744–750.

作者介绍

　　玛丽·桑德森是一名促进运动表现提升与损伤恢复的按摩医生，同时是伦敦运动按摩学院的讲师，曾服务于众多专业赛事（如温布尔登网球锦标赛）及俱乐部。吉姆·奥德尔是整脊职业医师，同时是英国整脊疗法学院的生物力学讲师和Headache Clinics UK的主管。玛丽·桑德森和吉姆·奥德尔会定期在英国各地举办面向理疗师的软组织松解术研讨会。

译者介绍

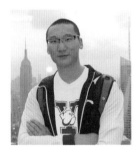

陈洋

　　北京体育大学体育教育训练学硕士，备战2012年伦敦奥运会身体运动功能训练团队成员，备战2016年里约奥运会身体运动功能训练团队中方教练员；2011年至2014年担任国家男子乒乓球队体能教练；2012年、2016年担任张继科备战伦敦、里约奥运会体能教练；2018年加入林丹团队，负责体能训练工作，备战2020年东京奥运会；2011年至今，曾先后服务于国家羽毛球队、国家男子篮球队、国家男子乒乓球队、国家女子举重队，保障重点运动员林丹、马龙、张继科和王皓备战世锦赛、亚运会和奥运会期间的体能训练工作；主要研究方向为体能训练和康复训练。

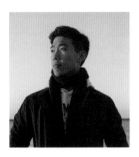

高延松

　　毕业于匹兹堡大学运动科学专业；曾担任匹兹堡大学女篮体能教练助理，卡耐基梅隆大学体能教练助理，现作为体能教练服务于国家游泳队；主要研究方向为体能训练、举重训练和快速伸缩复合训练。